Martin/Kempf
Das neue Diabetes-
Programm

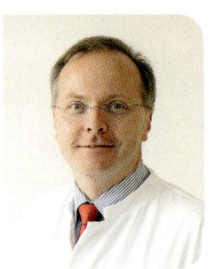

Prof. Dr. Stephan Martin hat an der Heinrich-Heine-Universität Düsseldorf Medizin studiert und nach einem mehrjährigen Forschungsaufenthalt an der Harvard Medical School in Boston habilitiert. Er ist Internist, Diabetologe und Endokrinologe und betreut in seiner aktuellen Funktion im Verbund Katholischer Kliniken Düsseldorf (VKKD) ambulante und stationäre Patienten mit Diabetes. Er hat sich zum Ziel gesetzt, Möglichkeiten der Lebensstiländerungen zu erforschen, um weniger Medikamente einzusetzen bzw. diese in ihrer Wirkung zu verstärken.

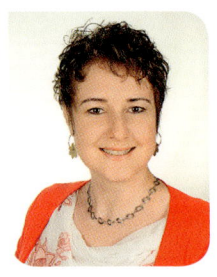

Dr. Kerstin Kempf ist Diplom-Biologin. Sie hat an der Technischen Universität Kaiserslautern studiert und am Deutschen Krebsforschungszentrum in Heidelberg promoviert. Im Westdeutschen Diabetes- und Gesundheitszentrum (WDGZ) koordiniert sie die wissenschaftlichen Projekte und leitet das Studienzentrum. Ihr Forschungsschwerpunkt ist Lebensstiländerung bei Typ-2-Diabetes. »Mit diesem Buch wollen wir Forschungsergebnisse und Erfahrungen aus der Praxis vereinen und einen praktischen Leitfaden zur Lebensstiländerung für Menschen mit Typ-2-Diabetes bieten.«

Prof. Dr. Stephan Martin · Dr. Kerstin Kempf

Das neue Diabetes-Programm

Mit Protein-Shakes den Blutzucker senken und abnehmen

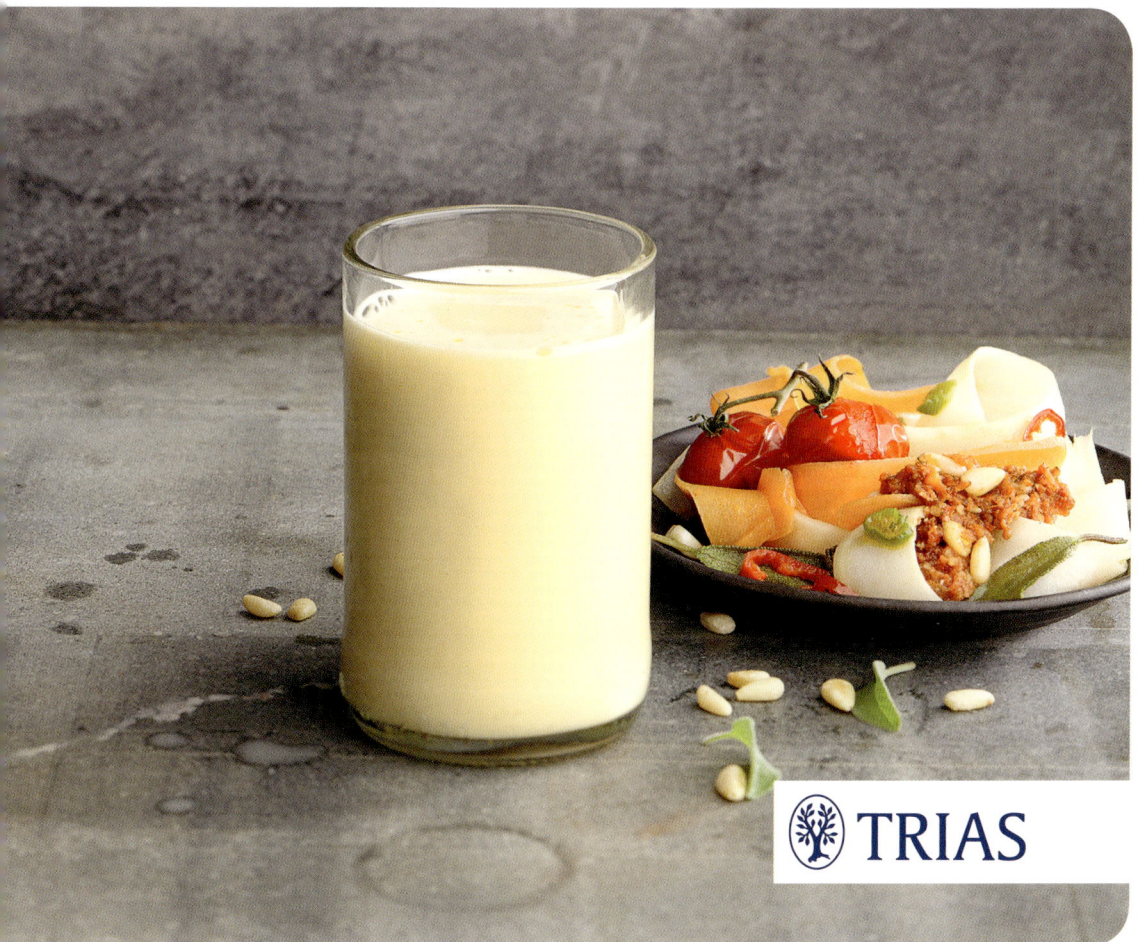

TRIAS

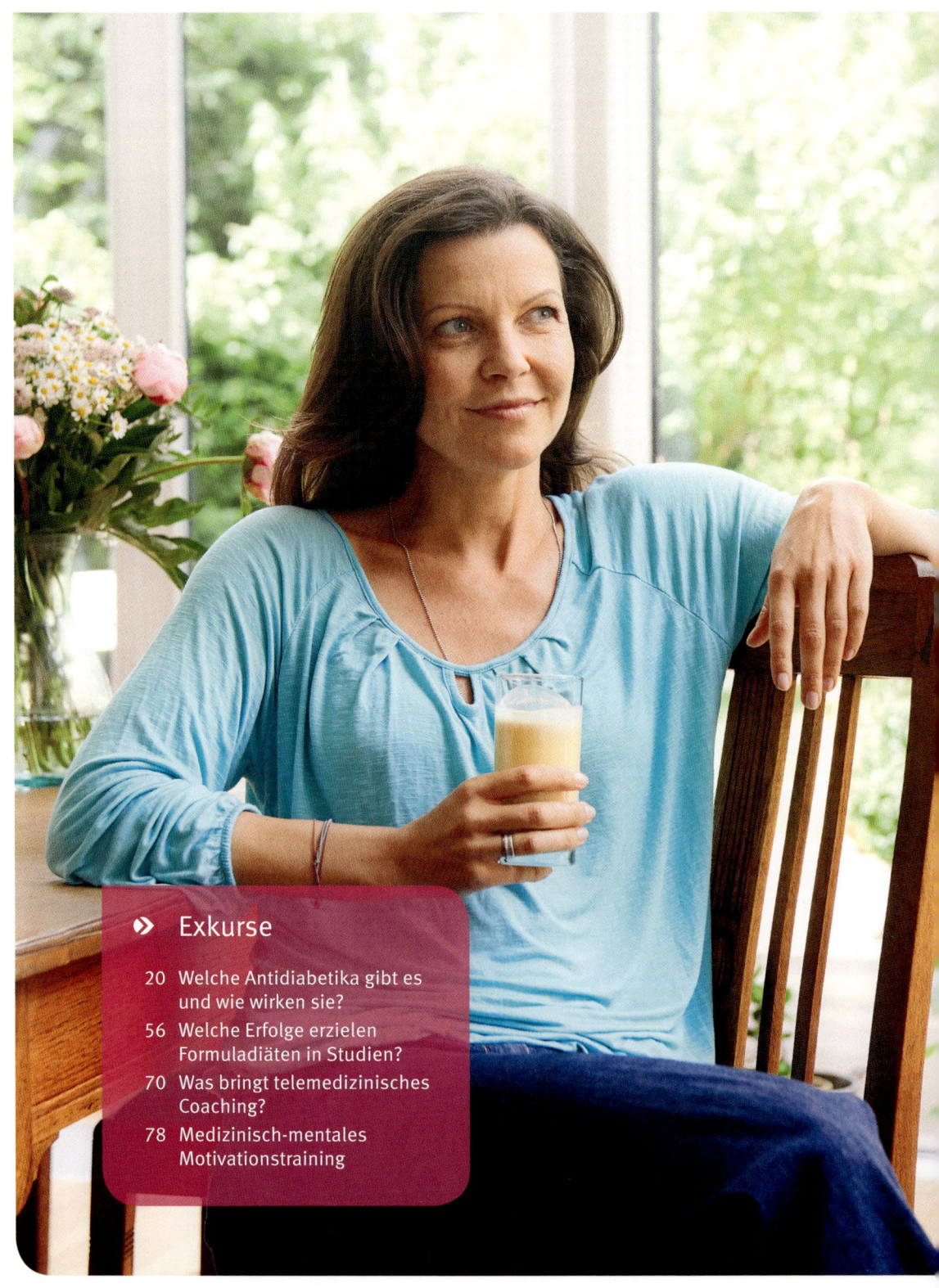

❯ Exkurse

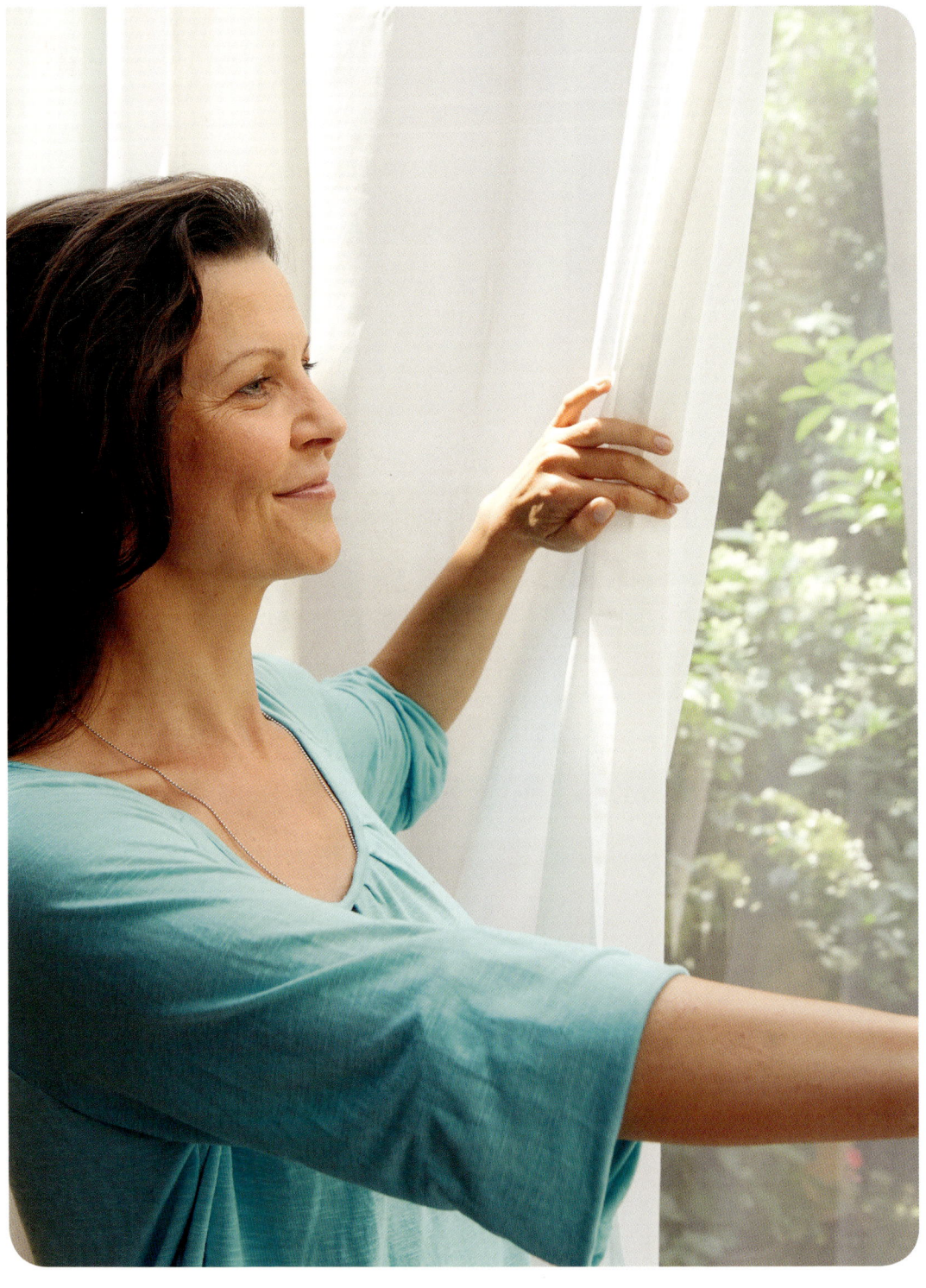

Liebe Leserin,
lieber Leser,

die Diagnose »Typ-2-Diabetes« kann ein Schock sein und viele Befürchtungen auf den Plan rufen. Vielleicht fragen Sie sich, ob Sie nun für den Rest Ihres Lebens krank sind und Medikamente einnehmen müssen. Oder Sie haben bereits mögliche Folgekrankheiten vor Augen. Mit diesem Buch wollen wir Antworten geben, häufige Irrtümer ausräumen, das aktuelle Studienwissen vermitteln und Ihnen vor allem aufzeigen, was Sie selbst tun können, um Ihre Diabetes-Erkrankung in den Griff zu bekommen.

Auch wenn die Diagnose kein Grund zur Freude ist, war es jedoch wichtig, sie überhaupt zu erhalten: Denn jetzt sind – endlich! – Ihre viel zu hohen Blutzuckerwerte ans Tageslicht gekommen; möglicherweise hatten Sie bereits über lange Zeit stark erhöhte Werte, ohne es zu bemerken. Zu hoher Blutzucker tut nicht weh, richtet aber im Körper sehr viel Schaden an. Diese Zusammenhänge lernen Sie später genauer kennen.

Typ-2-Diabetes zu haben, bedeutet – entgegen anders lautenden Aussagen – auch nicht, lebenslang krank zu sein! Wenn die Zuckerkrankheit erst wenige Jahre besteht, sind die Chancen, sie wieder komplett loszuwerden, groß. Die Voraussetzung dafür ist effektives Gegensteuern, wie Sie es mit unserem, durch Studien belegten, Diabetes-Programm erlernen.

Sie müssen auch keineswegs unwiderruflich Ihr Leben lang Medikamente einnehmen! Mit den hier vorgestellten Selbsthilfemaßnahmen können – und müssen Sie höchstwahrscheinlich – Ihre Antidiabetika reduzieren. Ihr Blutzuckerspiegel wird sehr schnell absinken. Vielfach verbesserten sich die Werte der Programmteilnehmer sogar so stark, dass sie keinerlei Medikamente mehr brauchten!

Sagen Sie Ihrem Diabetes den Kampf an!

Die Zuckerkrankheit ist nämlich keine Erkrankung, die man schicksalsergeben hinnehmen muss. Sie entwickelt sich langsam, wobei falsche und zu üppige Ernährung eine maßgebliche Rolle spielt. Wenn Sie verstehen, was bei Ihrer Ernährung bisher schiefgelaufen ist und wie diese Ihren Körper schädigt, werden Sie in die Lage versetzt, selbst gegenzusteuern. Keine Sorge, Sie sollen weder hungern noch wollen wir Ihnen die Freude am Essen nehmen. Ganz im Gegenteil!

Vielleicht hat Ihnen Ihr Arzt den – leider falschen – Tipp gegeben, weniger Fett zu essen, um abzunehmen. Aber mit den Light-Produkten, den »gesunden« Kartoffeln und den vielen kohlenhydratreichen Produkten nehmen Sie nur weiter zu und brauchen immer mehr Medikamente. Warum eine stark fettreduzierte und damit kohlenhydratreichere Kost vor allem Typ-2-Diabetiker immer kränker und medikamentenabhängiger macht, wird im Buch ausführlich erläutert. Wir zeigen Ihnen den Ernährungsweg, der sich in Studien als erfolgreich herausgestellt hat.

Die erforderliche Ernährungsumstellung können Sie in den ersten Wochen mit einer kohlenhydratarmen, proteinreichen Formuladiät einleiten und begleitend unterstützen. Also einem fertigen Pulver, das angerührt und als Shake statt der üblichen Mahlzeit verzehrt wird. Eine Vielzahl von Formuladiäten ist erhältlich; sie sind jedoch nicht alle gegeneinander austauschbar, da es entscheidend auf die Zusammensetzung und die Inhaltsstoffe ankommt.

Die Bausteine des Diabetes-Programms

Die richtige Ernährung ist nur eine Säule im Kampf gegen die Zuckerkrankheit; die weiteren sind die strukturierte Blutzucker-Selbstkontrolle, dokumentierte Bewegung (z. B. Schrittzähler), externe Begleitung (z. B. Telemedizin) und Motivationstraining (z. B. Just-ME-Programm). Jeder dieser fünf Säulen ist ein ausführliches Kapitel gewidmet, in dem Sie alles Wissenswerte erfahren.

Sie lernen in diesem Buch ein 12-Wochen-Programm kennen, das Sie dabei unterstützt und begleitet, Ihren Blutzucker in den Griff zu bekommen, sich gesund und ausgewogen zu ernähren und sich mit Freude zu bewegen. Mit einfachen Selbsthilfemaßnahmen können Menschen mit Typ-2-Diabetes sehr viel für ihre Gesundheit tun. Es geht um langfristige Veränderungen. Und dabei wollen wir Sie gern Schritt für Schritt begleiten.

Die Idee zu diesem Buch stammt von uns beiden gemeinsam; was die Inhalte angeht, ist Prof. Dr. Stephan Martin als Arzt für die medizinischen Aspekte verantwortlich und Dr. Kerstin Kempf als Diplom-Biologin für die wissenschaftlichen Studien. Bei der Umsetzung und beim Schreiben hat uns die erfahrene Redakteurin Anne Bleick unterstützt. Natürlich möchten wir auch dem TRIAS-Verlag und hier insbesondere der Programmplanerin Uta Spieldiener herzlich danken, denn bis dieses Buch entstehen konnte, mussten einige Hürden genommen werden.

An dieser Stelle möchten wir auch unserer Study Nurse Frau Bettina Arnold noch einmal besonders danken, die mit großem Engagement das Studienmanagement übernommen und die Studienteilnehmer betreut hat, sowie dem gesamten Team des Westdeutschen Diabetes- und Gesundheitszentrums (WDGZ).

Wir hoffen, dass unser Buch Ihnen auf dem Weg zurück zu Gesundheit und Wohlbefinden hilft. Sie haben es selbst in der Hand, Ihre Zuckerkrankheit zurückzudrängen oder sogar zu besiegen!

Düsseldorf, Sommer 2016
Prof. Dr. med. Stephan Martin und Dr. rer. nat. Kerstin Kempf

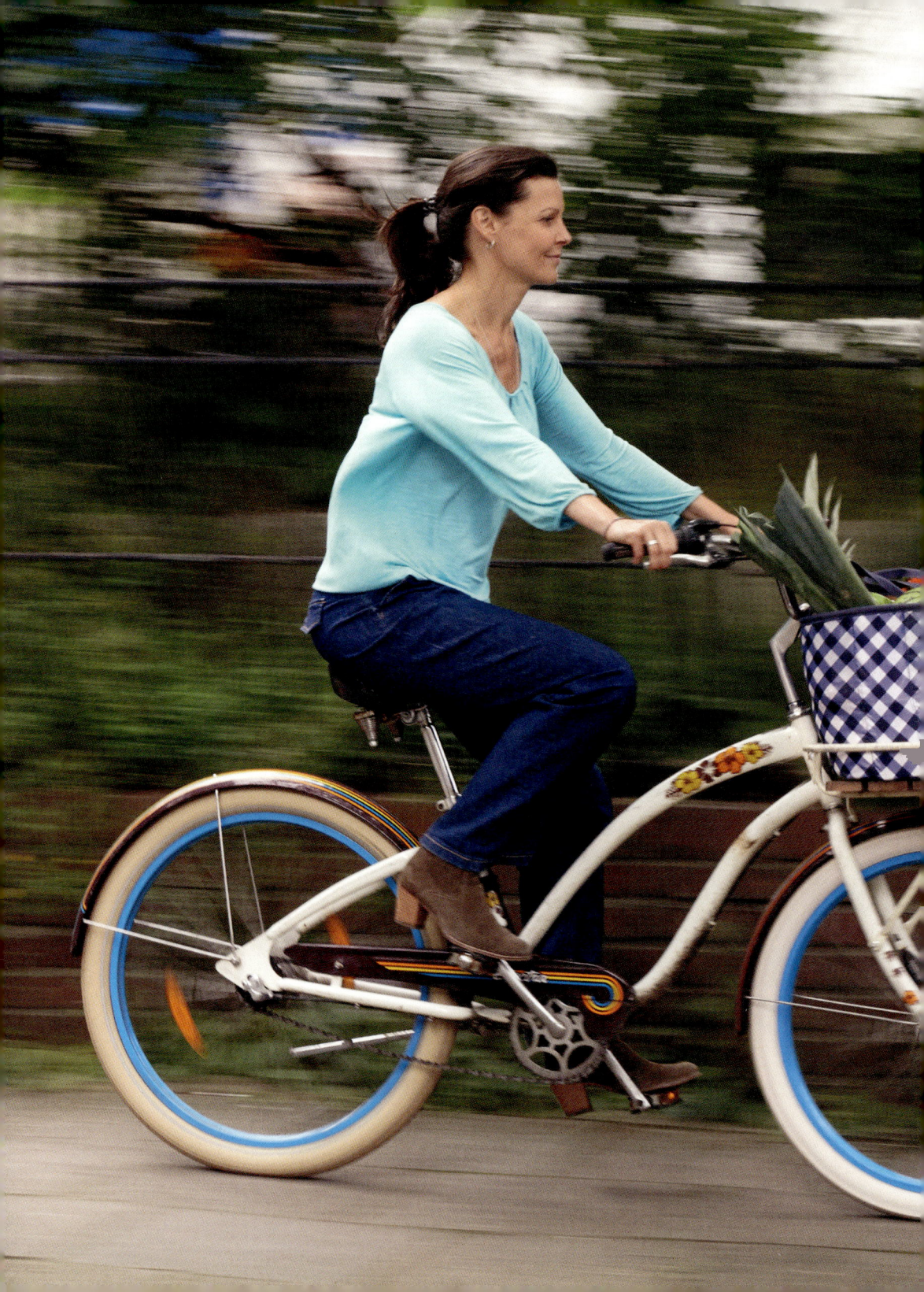

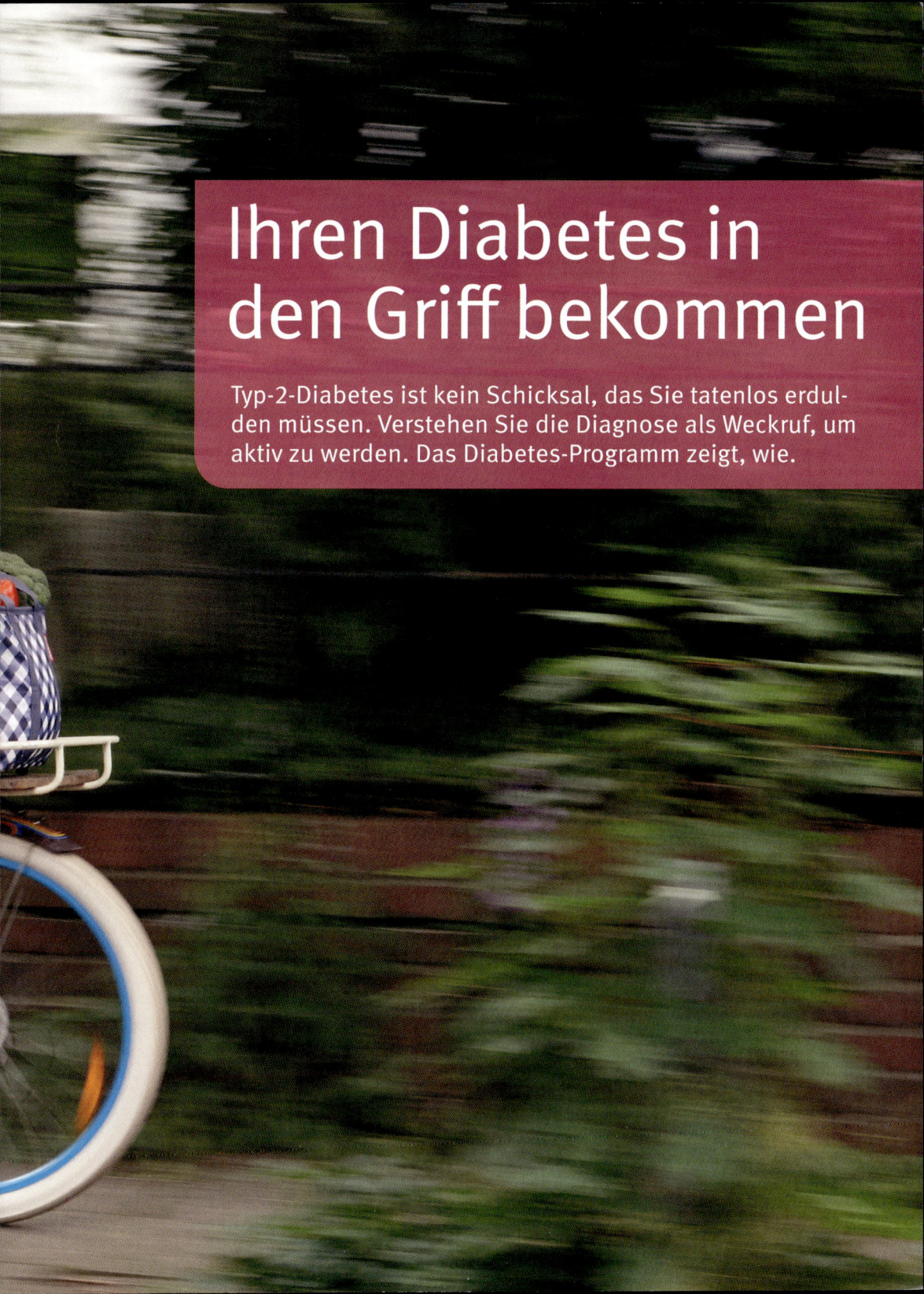

Ihren Diabetes in den Griff bekommen

Typ-2-Diabetes ist kein Schicksal, das Sie tatenlos erdulden müssen. Verstehen Sie die Diagnose als Weckruf, um aktiv zu werden. Das Diabetes-Programm zeigt, wie.

Basiswissen und häufige Irrtümer

Warum wird man eigentlich zuckerkrank? Was läuft da schief? Zunächst wollen wir Ihnen einige Basisinformation zu Ihrer Erkrankung geben und verbreitete Irrtümer aufklären.

Was bedeutet »zuckerkrank«?

Glukose (Traubenzucker) ist die Energiewährung unseres Körpers; das ist der Treibstoff, der Vorgänge im Körper, die Energie benötigen, ermöglicht und antreibt. Unsere Nahrung wird im Verdauungstrakt abgebaut und die enthaltenen Zuckerbausteine ins Blut aufgenommen; mit dem Blutstrom werden sie im Körper verteilt, sodass überall, wo Energie benötigt wird, diese bereitsteht. Doch wie der Name Zuckerkrankheit (Diabetes mellitus) schon andeutet, gibt es hierbei zu viel Zucker im Blut. Wenn der Körper zu lange mit Zucker überschüttet wird, wird er sehr krank. Wenn Sie schon einmal eine zuckrige Lösung, zum Beispiel ein Limonadengetränk, verschüttet haben, wissen Sie, wie sehr Zucker klebt. Etwas Ähnliches passiert im Körper bei zu hohen Blutzuckerwerten: Die Blutgefäße verkleben regelrecht, womit das Herzinfarkt- und Schlaganfallrisiko stark ansteigt. Auch wichtige Eiweißstrukturen werden »verzuckert«, kleben zusammen und funktionieren nicht mehr so, wie sie sollen. Das Ziel ist es daher, den Blutzuckerspiegel so zu senken, dass möglichst keine Folgeschäden entstehen.

Typ-2-Diabetes ist häufig

In Deutschland gibt es rund 6,7 Millionen diagnostizierte Diabetiker, jeden Tag kommen fast 1000 Menschen dazu, bei denen erstmals Diabetes festgestellt wird. Es gibt verschiedene Diabetesformen. Der Großteil jedoch – nämlich etwa 95 % – hat Typ-2-Diabetes (Deutscher Gesundheitsbericht Diabetes 2016). In diesem Buch geht es ausschließlich darum, was man bei Typ-2-Diabetes tun kann.

wortlich ist, den Blutzucker in die Körperzellen zu schleusen, entgleist der Stoffwechsel, wenn der Körper nicht mehr in der Lage ist, ausreichend Insulin herzustellen, weil die Produktionsstätten unwiederbringlich zerstört sind. Typ-1-Diabetiker sind darauf angewiesen, lebenslang dieses fehlende Insulin von außen zuzuführen. In der Regel sind Menschen mit Typ-1-Diabetes schlank.

Beim Typ-2-Diabetes spricht man vom Altersdiabetes, weil er überwiegend bei Erwachsenen nach dem 40. Lebensjahr auftritt. Im Gegensatz zum Typ-1-Diabetes treten in der Regel beim Typ-2-Diabetes keine typischen Symptome auf und auch die Ursachen der Erkrankung sind andere: Die Bauchspeicheldrüse ist in Ordnung und produziert auch Insulin. Durch falsche Ernährung, oft auch Übergewicht mit sehr viel Bauchfett und Bewegungsmangel, kommt es zu einer sogenannten Insulinresistenz. Das heißt, die Körperzellen stumpfen gegenüber dem Insulinsignal ab. Es ist Insulin im Blut, in der Regel sogar mehr als bei Gesunden (dieses Phänomen nennt sich basale Hyperinsulinämie), doch die Körperzellen lassen keinen Zucker mehr herein. Das Problem beim Typ-2-Diabetes ist also zunächst kein Insulinmangel, sondern vielmehr die Insulinresistenz und die basale Hyperinsulinämie. Wie diese genau entstehen und was man tun kann, um sie wieder loszuwerden, erläutern wir Ihnen in diesem Buch ausführlich.

Wie unterscheiden sich Typ-1- und Typ-2-Diabetes?

Typ-1- und Typ-2-Diabetes unterscheiden sich maßgeblich. Typ-1-Diabetes tritt meist bereits im Kindes- oder Jugendalter auf; er kann jedoch auch erst im Erwachsenenalter beginnen. Er macht sich durch Beschwerden wie Durst, vermehrtes Wasserlassen und Gewichtsabnahme bemerkbar.

Typ-1-Diabetes gehört zu den Autoimmunerkrankungen; dabei bekämpft das Immunsystem, das eigentlich eindringende Krankheitserreger unschädlich machen soll, eigenes Körpergewebe. Dabei werden die Zellen der Bauchspeicheldrüse, die Insulin produzieren, zerstört. Das sind die sogenannten Beta-Zellen in den Langerhans-Inseln der Bauchspeicheldrüse. Da Insulin dafür verant-

Typ-2-Diabetes: zu viel Insulin und Insulinresistenz

Wir gehen davon aus, dass die Entstehung des Typ-2-Diabetes durch eine zu kohlenhydratlastige Ernährung begünstigt wird. Die Hauptmahlzeiten selbst sind oft sehr kohlenhydratreich, zwischendurch werden Schokolade oder andere Süßigkeiten genascht und zum Nachmittagskaffee gibt es natürlich Kuchen oder Kekse.

Basale Hyperinsulinämie: Das ist für den Körper eine Dauerbelastung: Jedes Mal wenn Kohlenhydrate aufgenommen werden, muss er Insulin ausschütten. In frühen Stadien der Erkrankung kursiert bei Menschen mit Übergewicht und Typ-2-Diabetes daher unablässig viel zu viel Insulin im Blut. Das führt zu einem erhöhten Insulinspiegel auch im nüchternen Zustand, was als basale Hyperinsulinämie bezeichnet wird.

Insulinresistenz: Insulin hat die Aufgabe, die Zuckeraufnahme in die Körperzellen zu unterstützen. Bei anhaltend hohen Insulinspiegeln und reichlicher Kalorienzufuhr werden die Körperzellen jedoch »resistent« gegen die Insulinwirkung. Sie »möchten« keinen weiteren Zucker mehr aus dem Blut aufnehmen, da ihr Energiebedarf gedeckt ist. Man spricht dann von Insulinresistenz.

Nach einer Nahrungsaufnahme kommt es jedoch im Gegensatz zu Gesunden nicht

Studie zur basalen Hyperinsulinämie

Amerikanische Wissenschaftler untersuchten die basale Insulinproduktion, also den Insulinspiegel im Blut in nüchternem Zustand, bei fünf Gruppen (Pories u. Dohm 2012):
- gesunden, schlanken Kontrollpersonen
- gesunden Übergewichtigen
- Übergewichtigen mit pathologischer Glukosetoleranz (das heißt, hier kann nach einer Mahlzeit der Zucker nicht schnell genug verstoffwechselt werden und bleibt als erhöhter Wert im Blut messbar)
- Übergewichtigen mit Typ-2-Diabetes und Nüchternblutzucker < 140 mg/dl
- Übergewichtigen mit Typ-2-Diabetes und Nüchternblutzucker > 140 mg/dl

Sie fanden einen stufenartigen Anstieg des basalen Insulinspiegels bei den fünf Gruppen mit den höchsten Werten bei übergewichtigen Typ-2-Diabetikern mit schlechter Blutzuckereinstellung. Diese Gruppe hatte einen mehr als 8-fach höheren basalen Insulinspiegel als die gesunde Kontrolle.

zu einer gesteigerten Insulinausschüttung, sodass dann die Glukosespiegel im Blut stark ansteigen. Der Körper registriert, dass die Insulinwirkung ausbleibt, und lässt den Insulinspiegel nicht absinken. Dies geht so lange, bis in einem Spätstadium der Erkrankung die Bauchspeicheldrüse völlig erschöpft ist und die Insulinproduktion weitestgehend einstellt.

Ein hoher Insulinspiegel verhindert das Abnehmen

Eine Folge des hohen Insulinspiegels im Blut ist eine »Abnehmbremse«. Das Insulin signalisiert den Fettzellen, fest verschlossen zu bleiben, da ja genügend schnell verfügbare Energie in Form von Zucker vorhanden ist. Ein Fettabbau ist somit für den Körper nicht notwendig und auch wenn nur sehr wenig gegessen wird, leider nicht möglich. Da Insulin den Fettabbau verhindert, haben Übergewichtige keine Chance abzunehmen, solange ihr Insulinspiegel viel zu hoch ist.

Den Teufelskreis durchbrechen

Da in der Geschichte der Diabetesforschung die Insulinresistenz zuerst erkannt wurde (und die Beobachtung der basalen Hyperinsulinämie noch relativ neu ist), wurden viele Medikamente entwickelt, die als Wirkmechanismus die körpereigene Insulinproduktion steigern sollen. Solche Medikamente bei Menschen mit Typ-2-Diabetes und basaler Hyperinsulinämie in der Frühphase der Erkrankung einzusetzen, halten wir für den falschen Ansatz. Unsere wissenschaftlichen Studien haben gezeigt, dass durch eine kohlenhydratreduzierte Ernährung sowie eine anfängliche Formuladiät die Blutzuckerwerte rasch sinken. Mithilfe des hier vorgestellten 12-Wochen-Programms kann es daher gelingen, den Teufelskreis aus basaler Hyperinsulinämie und Insulinresistenz zu durchbrechen. Diese Zusammenhänge werden auf den folgenden Seiten detailliert erläutert.

Die zehn häufigsten Irrtümer über Typ-2-Diabetes

Über den Typ-2-Diabetes kursieren viele veraltete Vorstellungen und Fehlinformationen, die wir gern aus der Welt schaffen würden.

Irrtum 1: Ich bin jetzt lebenslang krank

Die Annahme, »man sei nun lebenslang krank«, stimmt für viele Menschen, die einen Typ-2-Diabetes entwickelt haben, so nicht. Vielfach lässt sich der aus dem Ruder gelaufene Stoffwechsel – vor allem wenn der Typ-2-Diabetes erst einige Jahre besteht – durch Selbsthilfemaßnahmen, wie sie in diesem Buch beschrieben werden, zurück in eine Vorstufe führen.

Menschen mit Typ-2-Diabetes sind also keineswegs zwangsläufig für den Rest des Lebens »krank«. Typ-1-Diabetes dagegen ist bisher nicht heilbar.

Irrtum 2: Ich brauche auf jeden Fall Medikamente

Ein klares »Nein!«. Beim Typ-2-Diabetes einfach Medikamente einzunehmen und ansonsten genauso weiterzumachen wie bisher, wäre grundfalsch. Möglicherweise benötigen Sie im weiteren Verlauf oder bei langjährig bestehendem Diabetes tatsächlich unterstützende Medikamente. Aber die Änderung Ihres Lebensstils ist das Allerwichtigste. Mit der hier beschriebenen Ernährungsumstellung, der Aufnahme eines für Sie passenden Bewegungsprogramms und der strukturierten Blutzucker-Selbstkontrolle erzielen Sie die größten Effekte und den nötigen Schub zurück in Richtung Gesundheit und Wohlbefinden.

Wenn Sie beim Autofahren in eine Sackgasse geraten sind, fahren Sie dann weiter? Bezogen auf Ihre Erkrankung: Machen Sie weiter wie bisher und nehmen einfach Medikamente? Oder drehen Sie um und suchen den richtigen Weg; das heißt, Sie versuchen, den Lebensstil, der Sie krank gemacht hat, zu ändern?

Die verschiedenen Antidiabetika, die es gibt, stellen wir Ihnen noch vor (Seite 20). Es ist gut, dass wir diese Medikamente haben; nicht gut ist, wie sie eingesetzt werden. Aus unserer Sicht wäre es wesentlich verantwortungsvoller und zielführender, Menschen mit Typ-2-Diabetes zu Beginn der Erkrankung intensiv in den Maßnahmen zu schulen und zu unterstützen, die Sie in diesem Buch kennenlernen, statt sie einfach mit einem Rezept für Medikamente abzuspeisen. Hier müsste sich noch sehr viel ändern!

Irrtum 3: Diabetes muss früh mit Insulin behandelt werden

Genau das Gegenteil ist wahr: Aller Wahrscheinlichkeit nach ist Ihr Insulinspiegel aufgrund einer Insulinresistenz viel zu hoch. Jetzt noch Insulin dazuzugeben, ist der völlig falsche Weg. Erst in späten Stadien des Typ-2-Diabetes, wenn die Bauchspeicheldrüse kein eigenes Insulin mehr produzieren kann, ist es notwendig, Insulin von außen – durch Insulinspritzen – zuzuführen.

Irrtum 4: Ich muss weniger Fett essen

Das ist ein weit verbreiteter Irrtum. Es ist zwar richtig, dass Fette die energiereichsten Nährstoffe sind; dennoch ist es nicht sinnvoll, Fette generell zu verteufeln. Bestimmte Fettsäuren, z. B. Omega-3-Fettsäuren, die unser Körper nicht selbst herstellen kann, benötigen wir unbedingt. Besonders reich an Omega-3-Fettsäuren sind fette Kaltwasser-Fische wie Lachs, Hering und Makrele, aber auch pflanzliche Öle wie Rapsöl, Walnussöl

Fettarme Ernährung und Typ-2-Diabetes

In einer Untersuchung wurde bei 3541 Probanden der Einfluss fetthaltiger Ernährung auf die Diabetesentstehung untersucht (Salas-Salvado et al. 2014). Eine Gruppe ernährte sich fettarm, eine mediterran mit sehr viel extra-nativem Olivenöl (1 l/Woche) und eine mediterran plus 30 g Nüsse/Tag. Nach rund vier Jahren hatte sich bei insgesamt 273 Teilnehmern ein Typ-2-Diabetes entwickelt, wobei die Diabetesrate in der fettarmen Ernährungsgruppe mit etwa 24 Fällen im Vergleich zu 16 in der Olivenölgruppe und 19 in der Nuss-gruppe am höchsten lag (jeweils pro 1000 Personenjahre). Die statistische Auswertung ergab, dass sich das Diabetesrisiko tatsächlich durch die Olivenöl-Ernährung signifikant gesenkt hatte; in der Nussgruppe war es, wie unschwer anhand der Zahlen erkennbar ist, auch gesenkt, jedoch ohne statistische Signifikanz. Das stellt die noch immer oft gehörte Meinung »Fette sind generell schädlich« auf den Kopf – mehrfach ungesättigte Fettsäuren scheinen vielmehr vor Typ-2-Diabetes zu schützen.

und Leinöl. Diese fettreichen Lebensmittel sollten daher unbedingt oft auf Ihrem Speiseplan stehen. Auch die mediterrane Ernährung, die nachweislich gesund ist und vor vielen Erkrankungen schützt, ist reich an Olivenöl. Bei den Fetten (Seite 40) ist also eine differenziertere Betrachtung angebracht.

Irrtum 5: Ich muss zuerst abnehmen

Es stimmt, es ist definitiv von Vorteil, wenn Sie Ihr – vermutlich zu hohes – Körpergewicht reduzieren. Aber Ihre Blutzuckerwerte werden sich mit der hier vorgestellten Ernährungsumstellung drastisch verbessern, noch bevor eine sichtbare Gewichtsreduktion eintritt. Höchstwahrscheinlich werden Sie im Rahmen des 12-wöchigen Programms auch an Gewicht verlieren, dies ist jedoch aus medizinischer Sicht nur ein angenehmer Nebeneffekt. Hauptziel ist die Verbesserung Ihrer Stoffwechseleinstellung. Die Annahme, dass sich der Blutzuckerspiegel erst dann verbessert, wenn Sie deutlich abgenommen haben, ist daher ein großer Irrtum, der leider auch von Ärzten verbreitet wird. Das kann dazu führen, dass ein Übergewichtiger, der vergeblich versuchte abzunehmen, viel zu schnell frustriert aufgibt und sich nur noch auf die Medikamente verlässt.

Es ist wichtig für Sie zu wissen, dass Ihre Leber – die Stoffwechselzentrale des Körpers – bereits in den ersten Tagen Ihrer

Ernährungsumstellung aufatmet und entlastet wird. Auch Ihr Blutzucker wird zügig sinken und sich in Richtung gesunder Werte begeben, ohne dass Sie diese maßgeblich Verbesserung an Ihrer Waage erkennen könnten.

Irrtum 6: Typ-2-Diabetes ist nicht so gravierend

Das ist ein gefährlicher Irrtum, dem vor allem die betroffenen Patienten gern aufsitzen. Genauso wie beim Bluthochdruck bemerkt man in den ersten Jahren nach der Diagnose gar keine gesundheitlichen Einschränkungen. Man fühlt sich nicht krank, es tut nichts weh; da ist es natürlich nachvollziehbar, wenn man unbedarft meint, zu hoher Blutzucker könne nicht so schlimm sein und man müsse nichts ändern. Mit den möglichen Einstellungen zur Gesundheit und auch den oft vorkommenden Verdrängungsmechanismen bei Diabetes werden wir uns im Kapitel zur Motivation noch eingehender beschäftigen. Zum Wachrütteln nur so viel: Die Folgen von langjährig entgleistem Blutzucker sind gravierend, schmerzhaft und extrem einschränkend. Plakativ ausgedrückt: Ihr jetziger »süßer Lebenswandel« wird Ihnen das Alter zur Tortur machen. Wenn Sie meinen, die Folgen seien nicht so schlimm, schauen Sie sich zum Beispiel in Wikipedia die Liste der Folgeerkrankungen bei schlecht eingestelltem Diabetes an; da gruselt es einen: Von Erblindung bis zu offenen Füßen ist alles dabei.

Bitte machen Sie sich bewusst, dass Ihr hoher Blutzuckerspiegel keine Lappalie ist; wenn Sie nichts dagegen unternehmen, wird sich das bitter rächen; nicht heute oder morgen, sondern in mehreren Jahren.

Irrtum 7: »Zucker kommt vom Zucker«

Viele Menschen glauben, bei der Zuckerkrankheit sei lediglich alles Süße schädlich, aber die anderen Lebensmittel wie Döner, Currywurst, Pommes, Pizza, Burger etc. könne man ruhig weiter essen. Dem ist nicht so! Zwar lassen kohlenhydratreiche Lebensmittel den Blutzucker schnell und über einen längeren Zeitraum ansteigen; aber alle Ernährungsweisen, bei denen die Kalorienaufnahme den Kalorienverbrauch übersteigt, sind ungünstig. Die richtige Ernährungsweise lernen Sie noch ausführlich kennen (Seite 36).

Irrtum 8: Die Blutfette steigen durch Fett in der Mahlzeit

Diese Annahme ist genauso falsch wie die vorige Vermutung. Wenn wir mit unserem Essen mehr Kalorien zuführen, als wir benötigen, füllt der Körper damit seine Speicher auf, um für »schlechte Zeiten« vorzusorgen. Dabei werden überschüssige Kohlenhydrate in Fett umgewandelt. Dafür ist die Leber zuständig.

Ein Beispiel aus der Tiermast zeigt dies ganz anschaulich. Zur Herstellung von

Gänsestopfleber werden Gänse mit Maisbrei, also mit sehr kohlenhydrathaltigem Futter, gemästet, sodass es zu einer Verfettung der Leber kommt. Beim Menschen verfettet die Leber bei zu kalorien- und kohlenhydratreicher Ernährung in gleicher Weise.

Irrtum 9: Typ-2-Diabetiker dürfen keine Diät machen

Hinter dieser Annahme steckt die Befürchtung, dass bei Typ-2-Diabetikern, die mit blutzuckersenkenden Mitteln behandelt werden, die Gefahr der Unterzuckerung besteht, wenn nicht regelmäßig ausreichend gegessen wird. Tatsächlich gibt es einige Medikamente (Seite 20), die zur Unterzuckerung führen könnten, wenn sie in unveränderter Dosierung während einer Diät weiterhin eingenommen werden. Wenn Sie Antidiabetika einnehmen, besprechen Sie bitte – bevor Sie mit dem 12-Wochen-Programm starten! – mit Ihrem behandelnden Hausarzt oder Diabetologen, ob und welche Anpassungen erforderlich sind.

Grundsätzlich, und dies gilt für alle Erkrankungen, sollte es jedoch nicht so sein, dass man aufgrund von Medikamenten keinen gesunden Lebensweg einschlagen darf. Wir gehen noch genauer darauf ein, wie der Blutzucker im Rahmen des Programms kontrolliert werden soll (Seite 26) und welche Konsequenzen sich daraus für die Medikamenteneinnahme ergeben (Seite 47).

Irrtum 10: Man muss den Blutzucker nur einmal pro Quartal messen

Diese Weisheit gilt für den HbA_{1c}, den Langzeitblutzucker, nicht jedoch für die Blutzuckerspiegel. Diese ändern sich im Laufe eines Tages ständig, sollten daher auch durch Blutzucker-Selbstkontrolle mit einem Blutzuckermessgerät nach einem strukturierten Schema (Seite 29) gemessen werden.

Das regelmäßige Selbstmessen des Blutzuckers ist genauso wichtig wie das Kontrollieren des Tachos beim Autofahren. Wenn Sie im Straßenverkehr unterwegs sind, schauen Sie sicherlich immer wieder, ob Ihre Geschwindigkeit noch im grünen Bereich ist. Genauso sollten Sie regelmäßig checken, ob Ihr Blutzuckerspiegel sich im erwünschten Bereich aufhält oder in die Höhe gestiegen ist.

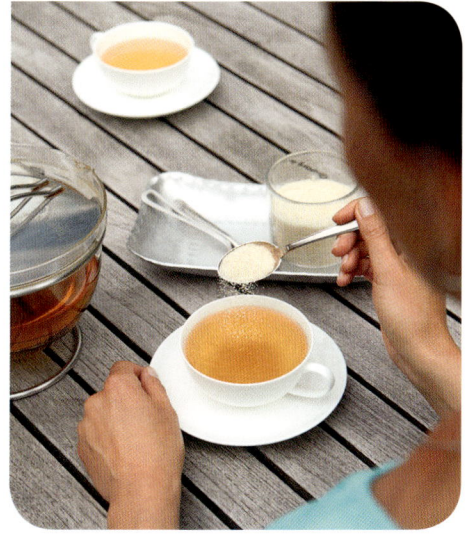

Welche Antidiabetika gibt es und wie wirken sie?

Die Medikamente, die der Arzt zur Behandlung des Typ-2-Diabetes einsetzen kann, haben ganz unterschiedliche Wirkweisen, jedoch das gleiche Ziel: den zu hohen Blutzuckerspiegel abzusenken.

Da die Antidiabetika an unterschiedlichen Stellschrauben drehen, können sie bei Bedarf kombiniert werden. Genauso wichtig, um den Blutzucker in den Griff zu bekommen, sind aber die Strategien, die Sie in diesem Buch kennenlernen und eigenverantwortlich umsetzen.

Alpha-Glukosidasehemmer: Diese hemmen den Abbau von Kohlenhydraten im Darm und verlangsamen so die Aufnahme von Glukose ins Blut. Der Name deutet auf die Wirkweise hin: Diese Medikamente hemmen das Enzym Glukosidase, das Mehrfachzucker in Einfachzucker aufspaltet. Das Präparat (z. B. Glucobay, Wirkstoff Acarbose) wird kurz vor der Mahlzeit eingenommen.

Metformin wird meist als erstes Präparat (z. B. Biocos, Glucophage, Mescorit, Mediabet, Siofor) verschrieben. Es sollte zu den Mahlzeiten eingenommen werden, weil es dann besser verträglich ist. Metformin ver-

bessert die Insulinwirksamkeit und senkt dadurch den Insulinspiegel.

Sulfonylharnstoffe: Diese steigern die Insulinfreisetzung. Sie sind also nur bei Typ-2-Diabetikern sinnvoll, bei denen nachgewiesenermaßen ein Insulinmangel besteht. Bei Insulinresistenz (Seite 14) sind sie kontraproduktiv. Sulfonylharnstoffe können zu Unterzuckerung führen und begünstigen eine Gewichtszunahme! Die Wirkstoffe heißen u. a. Glibenclamid (z. B. Euglucon, Gliben) und Glimepirid (z. B. Amaryl, Magna).

Glinide: Vertreter dieser Gruppe sind Nateglinid (Starlix) und Repaglinid (Novonorm); sie bewirken – im Gegensatz zu Sulfonylharnstoffen – eine nur kurzfristige Steigerung der Insulinausschüttung aus der Bauchspeicheldrüse.

DPP4-Inhibitoren: Diese Medikamente hemmen den Abbau des körpereigenen

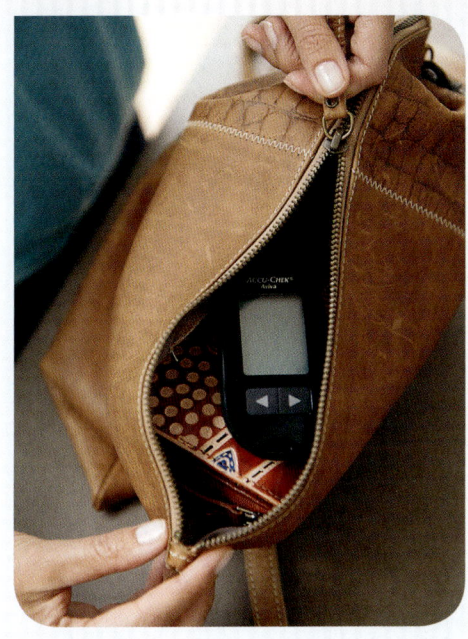

Hormons »Glucagon-like-peptide 1 (GLP-1)«. GLP-1 hat ganz verschiedene Wirkungen im Körper, u. a. führt es zu einer vermehrten Ausschüttung von Insulin aus der Bauchspeicheldrüse in Abhängigkeit von der Nahrungsaufnahme (z. B. Saxagliptin, Sitagliptin).

GLP-1-Analoga (auch Inkretin-Analoga bzw. -Mimetika oder GLP-1-Rezeptor-Antagonisten genannt) imitieren die Wirkung des zu den Inkretin-Hormonen gehörenden **Darmhormons GLP-1** (Glucagon-like peptide 1). Sie müssen wie Insulin gespritzt werden. GLP-1-Analoga haben im Prinzip die gleiche Wirkung wie DPP-4-Inhibitoren, wirken jedoch wesentlich stärker. Sie zügeln den Appetit, blockieren die Magenentleerung (man ist schneller satt) und führen zu einer verstärkten Insulinausschüttung. Außerdem unterstützen sie die Insulinwirkung, indem sie die Spiegel des Insulin-Gegenspielers Glukagon senken; dadurch fördern sie eine Gewichtsreduktion. Zu den GLP-1-Analoga zählen unter anderem Exenatide, Liraglutid und Dulaglutid.

Insulin-Sensitizer oder Glitazone: Glitazone (Pioglitazon) steigern die Insulinempfindlichkeit der Zellen, wirken also der Insulinresistenz medikamentös entgegen. Dadurch kommt es bei gleicher Insulinmenge im Blut zu einer verringerten Freisetzung von Zucker aus der Leber und einer gesteigerten Aufnahme von Blutzucker in Muskelzellen. Glitazone haben jedoch verschiedene negative Nebenwirkungen; sie führen beispielsweise zu Gewichtszunahme und es wurde eine erhöhte Rate an Knochenbrüchen beobachtet.

SGLT-2-Hemmer fördern die Glukoseausscheidung über die Nieren, indem sie den Zucker-Rücktransport aus dem Urin hemmen. Bedingt durch den Zucker im Urin, kann es jedoch zu Genitalinfektionen kommen. SGLT-2-Hemmer wirken nicht nur blutzuckersenkend, sondern fördern auch die Reduktion von Gewicht und Blutdruck. Die entsprechenden Wirkstoffe heißen Dapagliflozin und Empagliflozin.

Insulin: Bei Typ-1-Diabetikern muss das fehlende Insulin von außen zugeführt werden (per Injektion). Den Trend in Deutschland, auch bei Typ-2-Diabetes relativ frühzeitig Insulin einzusetzen, halten wir für den falschen Weg (Seite 48), der statt zu einer Verbesserung oft zu einer weiteren Gewichtszunahme führt.

Was das Diabetes-Programm Ihnen bietet

In den folgenden Kapiteln lernen Sie die tragenden Säulen im Kampf gegen Typ-2-Diabetes im Einzelnen kennen. Wir stellen Ihnen ein 12-Wochen-Programm vor, das Sie dabei unterstützt und begleitet, Ihren Blutzucker besser in den Griff zu bekommen, sich gesund und ausgewogen zu ernähren und sich mit Freude zu bewegen. Bereits mit ein paar einfachen Selbsthilfemaßnahmen können Menschen mit Typ-2-Diabetes sehr viel für Ihre Gesundheit tun.

Wissenschaftliche Studien sind die Basis

Wir beschreiben auch jeweils die wichtigsten Studien, die dazu durchgeführt wurden und werden (in Kästen bzw. auf Sonderseiten). So können alle wissenschaftlich interessierten Leser die Daten genauer nachlesen und ihre eigenen Schlüsse ziehen. Uns ist wichtig, nicht einfach Behauptungen aufzustellen, sondern nur das an Sie weiterzugeben, was nachgewiesenermaßen wirksam ist.

Zur Durchführung des Diabetes-Programms sind diese zusätzlichen Informationen zu den Studien aber nicht er-

Was bedeutet »signifikant«?

In wissenschaftlichen Studien werden immer komplizierte Berechnungen angestellt, um zu überprüfen, ob der beobachtete Effekt tatsächlich auf die besondere Ernährung, Behandlung oder Medikamente zurückzuführen ist, die gerade getestet werden. Das wichtigste Kriterium ist dabei die statistische Signifikanz, die sich in den Berechnungen ergeben hat. Konnte eine Maßnahme oder ein Medikament eine signifikante Veränderung gegenüber der unbehandelten Kontrollgruppe bewirken, ist das quasi der »Ritterschlag« für die Wirksamkeit. Bei der Statistik geht es aber nicht um absolute Wahrheiten, sondern eher um Wahrschein-lichkeiten. Auch die Gruppengröße spielt eine wichtige Rolle: Je größer diese ist, desto kleiner kann der beobachtete Effekt sein, um statistische Signifikanz zu erreichen.

Das machen sich große Pharmafirmen zunutze, indem sie ihre Medikamente an mehreren Tausend Patienten testen (was extrem kostspielig ist); dann erreichen auch minimale Effekte die erwünschte Signifikanz. Kleine Studien mit wenigen Teilnehmern scheitern oft an dem Signifikanzkriterium, obwohl die erzielten Effekte viel größer und damit eigentlich viel relevanter für den Betroffenen waren.

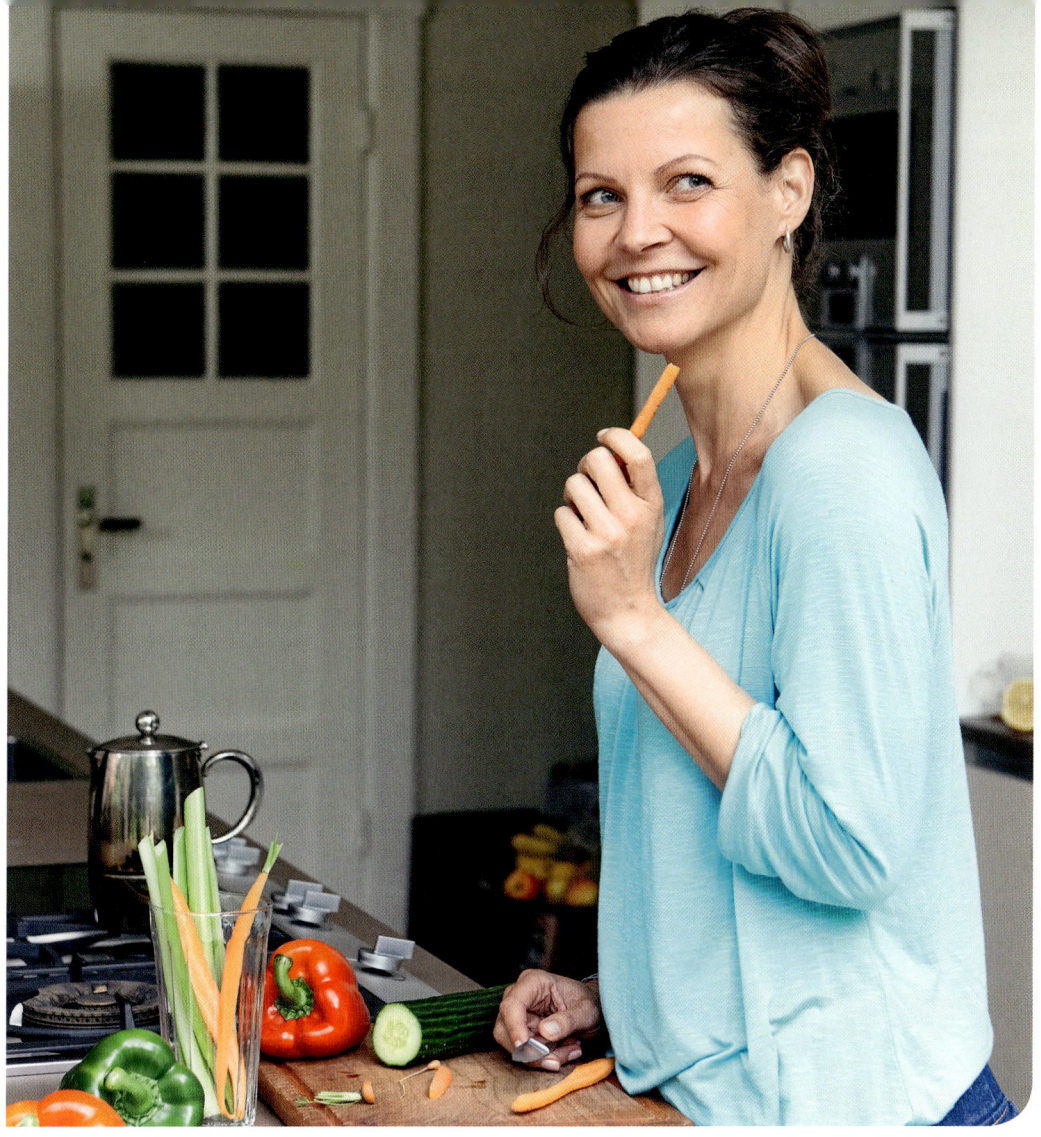

forderlich; wer kein Interesse an den wissenschaftlichen Untersuchungen hat, kann diese Wissen-Kästen oder -Seiten einfach überblättern.

Schritt für Schritt zu langfristigen Veränderungen

Es geht darum, langfristige Veränderungen einzuleiten und beizubehalten. Wir wissen, das kann schwierig und herausfordernd sein. Je konsequenter Sie die fünf Bereiche angehen und umsetzen, desto höher sind Ihre Erfolgschancen. Dennoch ist es nicht erforderlich, Ihr Leben von heute auf morgen komplett umzukrempeln. Sie können die Bausteine schrittweise in Angriff nehmen und umsetzen; jeder kleine Schritt in die richtige Richtung ist ein Gewinn für Sie.

Die fünf Säulen des Diabetes-Programms

- Die erste Säule ist die Selbstmessung des Blutzuckers; diese versetzt Sie in die Lage, die Wirkung von Lebensmitteln bzw. Verhaltensweisen auf den Blutzucker unmittelbar zu erkennen.
- Zum Lebensstil gehört ganz klar die Ernährung, die eine maßgebliche Rolle dabei spielt, ob wir gesund werden bzw. bleiben. Daher lernen Sie als zweite Säule die sogenannte Low-Carb-Ernährung kennen, die sich in vielen Studien ausgesprochen positiv auf Blutzucker, Gewicht und viele andere medizinische Werte auswirkte. Zur Ernährungssäule gehört auch der Einstieg mit einer proteinreichen und kohlenhydratarmen Formuladiät. Hierdurch lassen sich schon innerhalb kurzer Zeit beeindruckende Effekte beobachten – was Ihrer Gesundheit und natürlich auch Ihrem Durchhaltewillen dient.
- Die Annahme, Diabetiker dürften keinen Sport treiben, stimmt definitiv nicht. Die Bewegung angemessen und individuell gut verträglich zu steigern, ist unerlässlich, um langfristig in Richtung Gesundheit zu gehen. Die dritte Säule lautet daher »Bewegung«.
- Studien haben gezeigt, dass dies viel besser und nachhaltiger gelingt, wenn man Mitstreiter bzw. einen Coach hat und/oder die vielfältigen Möglichkeiten der Telemedizin nutzt. Vom Schrittzähler bis zu Bewegungsspielen ist vieles möglich, um die Freude und Motivation für regelmäßige körperliche Aktivität zu erhalten.
- Und die so wichtige Motivation ist auch die fünfte und letzte Säule in unserem Diabetes-Programm. Jeder kennt den inneren Schweinehund und die vielfältigen Gründe und Ausreden, warum man jetzt gerade nicht laufen, zum Sporttraining gehen oder eine Runde mit dem Fahrrad drehen kann. Es ist wichtig, diese Verhinderungsgründe, mit denen wir uns selbst sabotieren, zu durchschauen und clever gegenzusteuern. Dann hat Ihr innerer Schweinehund keine Chance mehr.

Und weil mit Humor alles besser geht, hat eine Zeichnerin dem Schweinehund ein Gesicht gegeben. Dieser begleitet Sie mit einigen Cartoons augenzwinkernd durch das Buch. Aus den fünf Säulen des Diabetes-Programms wurden deshalb kurzerhand fünf Bäume.

Die Wochenpläne begleiten Sie

Anschließend finden Sie Pläne für alle 12 Wochen des Diabetes-Programms. Jeweils auf einer Doppelseite beschreiben wir, was in der jeweiligen Woche ansteht: also wie Sie sich in der Woche ernähren und was es bei den vier anderen Säulen – Blutzuckermessung, Bewegung, Telemedizin und Motivation – zu beachten gilt. In Kästen versorgen wir Sie mit zusätzlichen hilfreichen Informationen oder geben Ihnen Anregungen, was Sie jetzt besonders unterstützt oder motiviert. In einer Checkliste können Sie Ihre gemessenen Werte (Blutzucker, Gewicht, Schritte pro Tag) sowie eventuell erforderliche Medikamente eintragen, sodass Sie immer im Blick haben, wo Sie gerade stehen.

Leckere Rezeptideen für die Low-Carb-Küche

Im Ernährungskapitel lernen Sie bereits die Grundlagen kennen, wie man sich gesund, kohlenhydratreduziert ernähren kann. Um Ihnen den Einstieg zu erleichtern, folgen im zweiten Buchteil abwechslungsreiche Low-Carb-Rezepte

für das Frühstück und für Hauptgerichte (Mittagessen oder alternativ Abendessen). Wenn Sie mögen, halten Sie sich einfach an diese Rezeptvorschläge, dann können Sie sicher sein, dass Sie sich optimal ernähren. So erzielen Sie den maximal möglichen Gesundheitseffekt.

Natürlich steht es Ihnen frei, selbst kreativ zu werden und Ihre eigenen Low-Carb-Mahlzeiten zu kreieren oder die Rezepte so abzuwandeln, dass sie Ihren Geschmacksvorlieben entsprechen. Was es dabei zu beachten gilt, lesen Sie im Ernährungskapitel sowie im Einleitungstext zu den Rezepten.

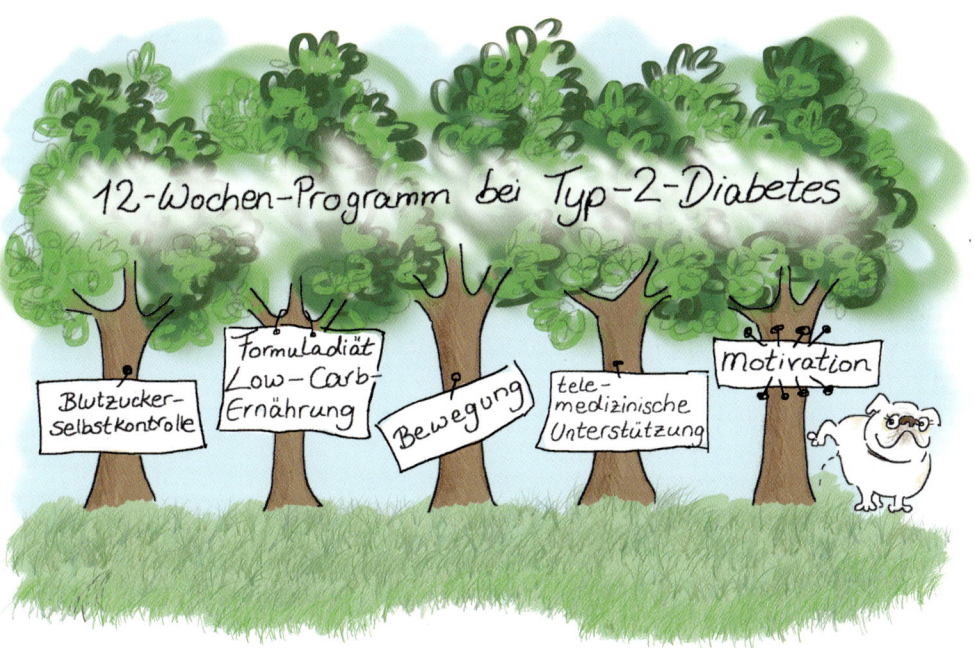

Kontrollieren Sie Ihren Blutzucker

Die Selbstkontrolle des Blutzuckers ist das A und O für jeden Diabetiker, egal ob Sie Insulin spritzen oder nicht. Studien belegen die großen Effekte.

Typ-2-Diabetes wird durch zu kalorienreiche Ernährung, Übergewicht und Bewegungsmangel ausgelöst; die Erkrankung nun in erster Linie mit Medikamenten zu behandeln, wie es in deutschen Arztpraxen Realität ist, bedeutet, lediglich an den Symptomen herumzukurieren, ohne die Ursachen anzugehen. Eine frühe intensive Insulintherapie kann die Situation noch verschärfen und zu weiterer Gewichtszunahme führen (Seite 48). Die wichtigste Maßnahme muss in der Bekämpfung der ungesunden Ernährung, des Übergewichts und der körperlichen Inaktivität bestehen. Doch eingefahrene Lebensgewohnheiten lassen sich nicht so einfach ändern. Dazu gehört Selbstdisziplin, Engagement und Eigenmotivation. Wenn die kleinen Erfolge, die sich durch eine Ernährungsumstellung und mehr Bewegung Schritt für Schritt einstellen, tatsächlich erkennbar werden,

hilft dies ungemein, sich immer wieder neu zu motivieren.

Eine Möglichkeit, kleine Effekte von Lebensstiländerungen erfahrbar zu machen, ist die Blutzucker-Selbstkontrolle. Diese können Sie jederzeit selbst durchführen. So erkennen Sie ganz unmittelbar, wie sich bestimmte Mahlzeiten oder eine lange Wanderung auf Ihren Blutzuckerspiegel auswirken.

Den Blutzucker selbst messen

Menschen, die eigenverantwortlich mit ihrem Diabetes umgehen und regelmäßig ihren Blutzucker selbst messen, leben tatsächlich gesünder. Das wurde durch die ROSSO-Studie nachgewiesen. ROSSO steht für: Retrospective Study Self-Mo-

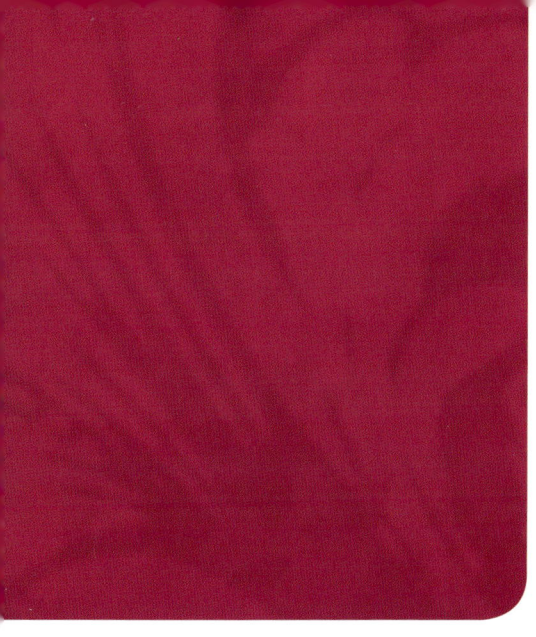

nitoring of Blood Glucose and Outcome in Patients with Type 2 Diabetes. Bei dieser Studie wurden die Daten von 3268 Typ-2-Diabetes-Patienten in Deutschland verglichen. Diejenigen, die ihren Blutzucker regelmäßig selbst kontrollierten, entwickelten seltener diabetische Folgeerkrankungen und lebten sogar länger als die Patienten, die keine Blutzucker-Selbstmessungen vornahmen (Martin et al. 2006). Tatsächlich fand sich kein anderer Unterschied zwischen den Gruppen, als dass die einen ihren Blutzucker kontrollierten, die anderen nicht. Da es sich um eine sogenannte epidemiologische Kohortenstudie handelte, konnte man aber zunächst nur vermuten, dass es die Blutzucker-Selbstkontrolle und die daraus abgeleiteten Konsequenzen für den Lebensstil waren, die zu den positiven Effekten führten. Daher wurde eine weitere Studie, die ROSSO-Praxisstudie,

durchgeführt, um die Effekte der Blutzucker-Selbstkontrolle in der Praxis zu untersuchen.

Die ROSSO-Praxisstudie

Es wurde ein spezielles 12-wöchiges Schulungsprogramm zur strukturierten Blutzucker-Selbstkontrolle entwickelt, das auch Bestandteil dieses Buches ist. Darüber hinaus erhielten die Teilnehmer ein Begleithandbuch, einen Schrittzähler und ein Blutzucker-Messgerät. Es nahmen Patienten teil, deren Typ-2-Diabetes seit maximal fünf Jahren bestand und die bisher noch keine Blutzucker-Selbstkontrolle betrieben hatten. Eingeschlossen wurden Patienten, die mit oralen Antidiabetika behandelt wurden, jedoch nicht solche mit Insulintherapie.

Die Teilnehmer erstellten alle vier Wochen ein Blutzucker-Tagesprofil, das aus sieben über den Tag verteilten Messungen zu bestimmten Zeitpunkten bestand. Zusätzlich sollten sie sogenannte ereignisgesteuerte Messungen durchführen, z. B. nachdem sie Sport getrieben hatten (Blutzucker sinkt) bzw. Schokolade gegessen hatten (Blutzucker steigt). Sie notierten ihr Gewicht, ihren Taillenumfang und die per Schrittzähler gemessene Anzahl der Schritte pro Tag. Zusätzlich wurden sowohl vor Beginn wie auch nach Ende der 12 Wochen die beim Hausarzt gemessenen HbA_{1c}-, Blutdruck- und Blutfettwerte erfasst und die Bewegung und

Ernährung wie auch die Lebensqualität ermittelt.

Die erstaunlichen Effekte

Von den ursprünglich 405 Teilnehmern hielt der Großteil bis zum Studienende durch: Insgesamt 327 Teilnehmer durchliefen das Programm erfolgreich (Kempf et al. 2010).

Die Teilnehmer der 12-wöchigen ROSSO-Praxisstudie erzielten im Durchschnitt folgende Ergebnisse:

- Steigerung um mehr als 2300 auf 8000 Schritte pro Tag
- 2,3 kg weniger Gewicht
- Reduktion des Body-Mass-Index um 0,7 kg/m²
- 4,2 cm weniger Taillenumfang
- Reduktion des Blutzuckerlangzeitwertes HbA_{1c} um 0,3 % (von 6,7 % auf 6,4 %)
- Absinken der Blutzuckerwerte in den Selbstmessungen (nüchtern −4,2 mg/dl, nach dem Frühstück −12,7 mg/dl)
- bessere Blutdruck- und LDL-Cholesterinwerte
- Verbesserung der Ernährungsqualität und der körperlichen Aktivität
- gesteigerte Lebensqualität

Anhaltende Effekte

Nach insgesamt zwei Jahren wurden die Teilnehmer noch einmal befragt, ob und wie häufig sie weiterhin Blutzucker-Selbstkontrolle durchführten und wie sich ihr Gewicht und ihr HbA_{1c} in der Zwischenzeit entwickelt hatten (Kempf et al. 2012). Tatsächlich konnten sie ihre Gewichtsreduktion aufrechterhalten und lagen schlussendlich 2,4 kg niedriger als zu Studienbeginn. Auch der HbA_{1c} lag nach zwei Jahren noch signifikant unter dem Ausgangsniveau.

Interessanterweise zeigte sich, dass bei den Personen, die weiterhin täglich ihren Blutzucker kontrollierten, der HbA_{1c} langfristig um 0,28 % sank, während in der Subgruppe, die keine Blutzucker-Messungen mehr vorgenommen hatte, der HbA_{1c} wieder angestiegen war.

Von der Selbstmessung profitieren

Das in den Studien untersuchte Programm zur strukturierten Blutzucker-Selbstkontrolle motiviert Menschen mit Typ-2-Diabetes, ihren Lebensstil langfristig zu verändern. Es führte nicht nur zu einer kurzfristigen Verbesserung des Glukose-Stoffwechsels, sondern verringerte langfristig die kardiovaskulären Risikofaktoren und steigerte die Lebensqualität.

Profitieren auch Sie von diesen Effekten, indem Sie Ihren Blutzucker regelmäßig kontrollieren!

Motiviert messen, genussvoll essen, lustvoll bewegen – das sind die Grundprinzipien des Diabetes-Programms, das zu einem neuen Lebensstil ermutigen will.

Was halten Sie von diesem Motto? Vielleicht wollen Sie es sich – zumindest für die nächsten 12 Wochen – auch zu eigen machen. Es braucht gar nicht so viel, um dieses Motto im Alltag umzusetzen: Regelmäßig den Blutzucker messen, damit Sie wissen, wo Sie stehen, damit Sie ein Gefühl für Ihren Körper bekommen. Und mit diesem Wissen können Sie handeln! Fern jeder Kalorientabelle merken Sie auf einmal, welche Wirkungen einzelne Speisen haben. Auch die so wenig geliebte Bewegung verliert viel von ihrem Schrecken, wenn Sie auf dem Display des Messgerätes sehen, wie Ihre Blutzuckerwerte Stück für Stück besser werden.

Wann soll gemessen werden?

Daher empfehlen wir Ihnen als festen Baustein des 12-Wochen-Programms die gleichen Blutzuckermessungen, die sich in den ROSSO-Praxisstudien bewährt haben:
- die Erstellung von Blutzucker-Tagesprofilen zu festgesetzten Zeitpunkten,
- das ereignisgesteuerte Messen und
- das regelmäßige Kontrollieren des Nüchternblutzuckers.

Blutzucker-Tagesprofil erstellen

Die Tagesprofile erleichtern Ihnen den Einstieg in die regelmäßige Blutzucker-Selbstkontrolle. Messen Sie zu festgelegten Zeiten, um den Verlauf Ihres Blutzuckerspiegels genau zu verfolgen. Gleichzeitig werden Sie erkennen, wie sich Ihre Ernährung auf den Blutzucker auswirkt. Für ein Blutzucker-Tagesprofil messen Sie siebenmal am Tag:
- unmittelbar nach dem Aufstehen (= Nüchternblutzucker)
- 1½–2 Stunden nach dem Frühstück
- vor dem Mittagessen
- 1½–2 Stunden nach dem Mittagessen
- vor dem Abendessen
- 1½–2 Stunden nach dem Abendessen
- kurz vor dem Schlafengehen

Tragen Sie Ihre Ergebnisse in die Checklisten in den Wochenplänen sowie in der dafür vorgesehenen Vorlage (Seite 86) ein und verbinden Sie die Messwerte zu einer Kurve. Gibt es große Ausreißer nach oben und unten? Oder liegt Ihre Kurve nahe an der idealen grünen Linie? Nehmen Sie die Profile bei Bedarf mit zum nächsten Arztbesuch und besprechen Sie sie dort.

So ein Tagesprofil zu erstellen, ist relativ aufwendig, aber eben auch extrem aussagekräftig. Wir empfehlen Ihnen, auf jeden Fall in der ersten, zweiten und fünften Woche des 12-Wochen-Programmes ein Tagesprofil zu erstellen. Idealerweise erstellen Sie bereits vor dem Beginn des 12-Wochen-Programms so ein Blutzucker-Tagesprofil, während Sie sich noch wie gewohnt ernähren; das ist dann Ihr »Negativ-Beispiel«, das vermutlich sehr hohe Werte vor allem nach den Mahlzeiten aufweisen wird.

Bestätigung durch eine weitere Studie

Das Programm zur strukturierten Blutzucker-Selbstkontrolle wurde anschließend in einer randomisiert-kontrollierten Studie geprüft (Kempf et al. 2013). Ambulante Typ-2-Diabetes-Patienten einer bulgarischen Klinik ohne Erfahrung mit Blutzucker-Selbstkontrolle wurden in zwei Gruppen geteilt. Eine Gruppe (n = 63) erhielt ein Blutzuckermessgerät mit 100 Teststreifen und erstellte alle vier Wochen ein Blutzucker-Tagesprofil bestehend aus sieben über den Tag verteilten Messungen, die Kontrollgruppe (n = 61) nicht. Während den 12 Wochen verbesserte sich in der Blutzucker-Selbstkontroll-Gruppe der HbA_{1c} signifikant um 0,5 %, während die HbA_{1c}-Reduktion in der Kontrollgruppe nicht signifikant war. Die Studienteilnehmer wurden über 1,5 Jahre nachbeobachtet. Interessanterweise stieg der HbA_{1c} in der Kontrollgruppe wieder auf Ausgangsniveau, während in der Blutzucker-Selbstkontroll-Gruppe eine Reduktion um 0,5 % im Mittel erhalten blieb. 87 % dieser Personen kontrollierten auch nach Studienende weiterhin ihren Blutzucker: Wurde nur dreimal oder seltener pro Woche gemessen, betrug die HbA_{1c}-Reduktion 0,2 %, wurde öfter als dreimal pro Woche gemessen betrug sie 1,0 %!

Ereignisgesteuertes Messen

Neben diesen Tagesprofilen ist es sehr sinnvoll, ereignisgesteuert zu messen. Mit Ereignis ist hier alles gemeint, was sich auf den Blutzucker auswirkt. Das sind nicht nur Mahlzeiten, sondern auch anstrengender Sport, ein Infekt oder eine andere Erkrankung sowie Stress; alle diese Ereignisse beeinflussen den Blutzuckerspiegel.

Je öfter Sie ereignisgesteuert messen, desto besser lernen Sie Ihren Körper und seinen Stoffwechsel kennen. Sie werden merken, dass nach abendlichem Sport die Blutzuckerwerte am nächsten Morgen niedriger sind. Notieren Sie sich jeweils die gemessenen Blutzuckerwerte und auch das Ereignis.

Regelmäßig den Nüchternblutzucker bestimmen

Der Nüchternblutzucker sollte mindestens einmal wöchentlich bestimmt werden. Sie können ihn aber auch gern öfter messen. Im Laufe des 12-wöchigen Programms sollte er sich langsam, aber stetig absenken und tendenziell dem Normbereich zustreben.

- Nehmen Sie die Messung unmittelbar nach dem Aufstehen vor.
- Vorher nichts essen oder trinken.
- Notieren Sie sich den Messwert.

Sie werden Ihr eigener Experte

Wenn Sie sich an die gerade beschriebenen Messzeitpunkte halten, wird das bereits zu vielen Aha-Erlebnissen und damit zu den erforderlichen Anpassungen Ihres Lebensstils führen. Wenn Sie vor und 1½–2 Stunden nach den Mahlzeiten messen, erfahren Sie unmittelbar, welche Lebensmittel Ihren Blutzucker in die Höhe treiben. Sie werden vielleicht erstaunt feststellen, dass auch ein Teller voller Kartoffelpüree oder Nudeln zu Blutzuckerspitzen führt. Die unmittelbare Erfahrung kann zu den erforderlichen Lebensstil-Änderungen führen.

Wir erleben es immer wieder, dass Patienten es schaffen, tatsächlich den Typ-2-Diabetes zu besiegen. Das gelingt nur, wenn sie schädigende Faktoren selbst erkennen können.

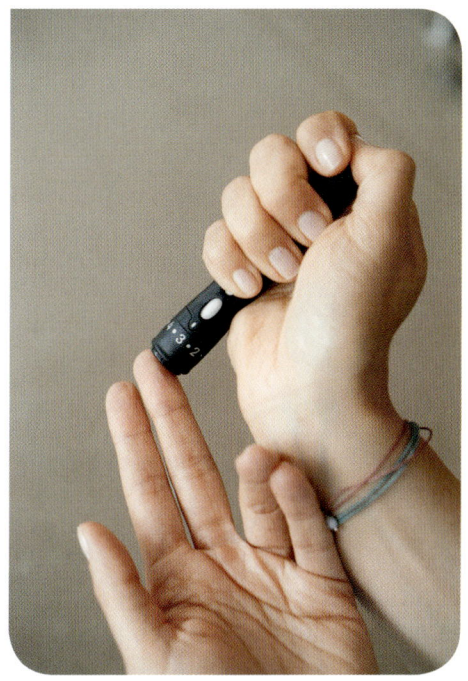

Welche Blutzuckerwerte sind normal?

Bei Gesunden liegt der Blutzuckerspiegel selten über 100 mg/dl (5,6 mmol/l). Da bei Ihnen ein Typ-2-Diabetes besteht, liegen Ihre Werte höchstwahrscheinlich deutlich darüber. Nach Mahlzeiten steigt der Blutzucker natürlicherweise an. Je mehr Kohlenhydrate gegessen wurden, desto stärker erhöht er sich. Bei Stoffwechselgesunden ist der Wert nur für ein bis zwei Stunden leicht erhöht und

sinkt dann wieder in den Normbereich. Bei Menschen mit Typ-2-Diabetes liegt er oft erheblich höher und bleibt auch länger erhöht.

Überzuckerung (Hyperglykämie): Steigt der Wert über 180 mg/dl (10 mmol/l) und höher, spricht man von einer Überzuckerung (Hyperglykämie).

Unterzuckerung (Hypoglykämie): Darunter versteht man eine Absenkung der Blutglukose-Konzentration unter 60 mg/dl (3,3 mmol/l). Das ist der sogenannte physiologische Normwert; fällt der Blutzuckerspiegel unter 60 mg/dl, können die Prozesse im Körper nicht mehr richtig ablaufen, weil die Energie dazu fehlt. Dies kann passieren,

- wenn Sie eine zu hohe Dosis an Medikamenten, die aktiv den Blutzucker senken (Sulfonylharnstoffe, Glinide oder Insulin), genommen haben,
- wenn Sie bei der sonst üblichen Dosierung dieser Medikamente eine Mahlzeit haben ausfallen lassen oder
- wenn Sie ungewohnt viel Sport getrieben haben, ohne diese Medikamente anzupassen.

Daher ist es wichtig, bei solchen besonderen Ereignissen immer den Blutzuckerspiegel zu kontrollieren.

Zielwerte: Das Ziel bei Diabetes ist es nicht zwingend, den Blutzuckerspiegel in den Normbereich zu bekommen, obwohl dies bei konsequenter Lebensstilumstellung auch möglich ist. Es ist ausreichend, wenn der Blutzucker nach Mahlzeiten nicht über 140 mg/dl (7,8 mmol/l) steigt.

Was besagt der HbA$_{1c}$-Wert?

Der HbA$_{1c}$-Wert wird auch als Langzeit-Blutzuckerwert bezeichnet, denn er ist ein Anhaltspunkt für die durchschnittlichen Blutzuckerwerte der letzten sechs bis zehn Wochen vor der Messung. Für diesen Wert wird der Gehalt an verzuckertem Hämoglobin im Blut bestimmt. Hämoglobin ist der rote Blutfarbstoff, der sich in Abhängigkeit vom Blutzuckerspiegel fest mit Glukose im

Blut verbindet. Da rote Blutkörperchen eine Lebensdauer von ca. 120 Tagen haben, sollte der HbA$_{1c}$-Wert nur alle drei Monate gemessen werden. Je höher Ihr Blutzuckerspiegel in den letzten Wochen war, desto höher der HbA$_{1c}$-Wert. Gesunde haben einen HbA$_{1c}$-Wert von < 5,7 %; bei Menschen mit Diabetes liegt der HbA$_{1c}$-Wert über 6,5 %. Möglichst nahe oder vielleicht sogar wieder unter 6,5 % zu kommen, ist das Ziel. Wenn Sie es schaffen, ohne Medikamente unter 5,7 % zu kommen, haben Sie sich selbst geheilt; in der Medizin spricht man dann von einer Remission.

Blutzuckermessgeräte und Teststreifen

Ein Blutzuckermessgerät erhalten Sie manchmal kostenlos von Ihrem Arzt oder Sie besorgen es sich in der Apotheke oder im Internet. Die Geräte geben die Blutzuckerkonzentration entweder in mg/dl oder in mmol/l an. In den alten Bundesländern wird traditionell die Einheit mg/dl verwendet, in den neuen Bundesländern eher mmol/l. Nehmen Sie am besten die Einheit, die Ihnen geläufig ist bzw. die auch bei den Blutzuckermessungen Ihres Arztes verwendet werden. Die Geräte selbst sind relativ preisgünstig; etwas mehr ins Geld gehen dagegen die erforderlichen Teststreifen, die ja immer wieder nachgekauft werden müssen. Sinnvollerweise sollte die Krankenkasse diese Kosten auch für Menschen mit Typ-2-Diabetes ohne Insulintherapie tragen; tatsächlich ist dies jedoch regional unterschiedlich und abhängig von der jeweiligen Kassenärztlichen Vereinigung. In Phasen der Therapie- bzw. Ernährungsumstellung kann der behandelnde Arzt Teststreifen verschreiben. Kann der Hausarzt die Teststreifen nicht verschreiben, dann sollten Sie selbst in Ihre Gesundheit investieren. In Anbetracht der großen Effekte (Seite 28), die sich mit dem Selbstmessen erzielen lassen, handelt es sich auf jeden Fall um eine lohnende Investition. Mit 50–100 Teststreifen kommen Sie schon lange aus. Wichtig ist es jedoch, dass Sie aus jeder Messung für sich eine Konsequenz ziehen. Nur dann haben die Messungen einen Sinn.

Die richtige Blutentnahmestelle

Den kleinen Blutstropfen, den Sie zur Selbstmessung Ihres Blutzuckers benötigen, entnehmen Sie am besten der seitlichen Fingerkuppe. Auf der Fingerkuppe wäre es schmerzhafter, da dort mehr Nerven liegen. Geeignete Finger sind der Mittel-, der Ring- und der kleine Finger. Mit einer Stechhilfe wird eine minimale Verletzung gesetzt, aus der ein kleiner Blutstropfen austritt. Die benötigte Blutmenge für die Blutzuckermessgeräte ist mit nur 0,3–0,5 µl extrem gering.

Messfehler vermeiden

Der häufigste Fehler beim Selbstmessen des Blutzuckers ist die Nichteinhaltung des zeitlichen Abstands zur Mahlzeit. Einfach zu bestimmten Uhrzeiten zu messen, ist nicht sinnvoll. Gemessen werden soll morgens nüchtern und ansonsten stets vor den Mahlzeiten und 1½–2 Stunden nach den Mahlzeiten. Nur diese Werte sind aussagekräftig.

Eine weitere Ursache für Messfehler können schmutzige oder feuchte Finger sein. Besonders zuckerhaltige Speisereste führen zu falsch hohen Messergebnissen. Waschen Sie sich also vor jeder Messung die Hände und trocknen Sie sie sorgfältig ab. Bitte nicht mit Alkohol desinfizieren, das könnte ebenfalls das Ergebnis verfäl-

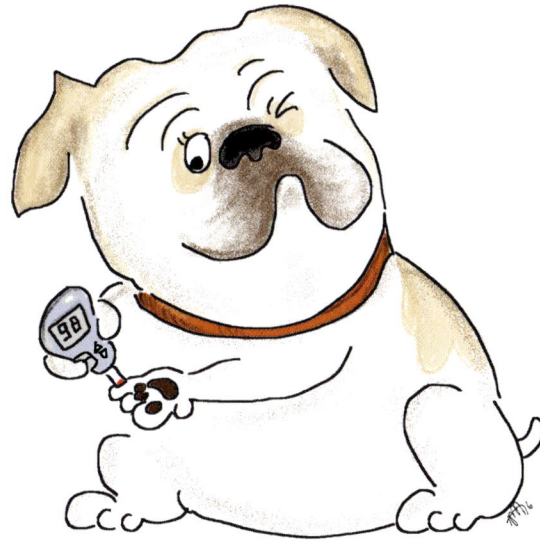

schen. Bitte die Fingerbeere nicht stark pressen, um genügend Blut zu erhalten. Achten Sie auch darauf, die Dose mit Teststreifen immer sofort wieder zu verschließen, da die Teststreifen sehr feuchtigkeitsempfindlich sind.

Abweichungen von den Labor-Blutwerten

Machen Sie sich bewusst: Die Handgeräte messen nicht 100 %ig genau. Weichen die selbst gemessenen Blutglukosewerte von den in der Arztpraxis gemessenen ab, so kann das daran liegen, dass das aus der Fingerbeere gewonnene Blut kapillär ist. Der Arzt entnimmt jedoch Blut aus der Vene. Besonders nach Mahlzeiten ist die Blutzucker-Konzentration im venösen Blut geringer als in den Kapillaren. Umgekehrt können beim Arzt aber auch höhere Werte gemessen werden, da die Messgeräte zur Selbstmessung oft Vollblut verwenden, Labormethoden aber Plasma oder Serum. Da sich Glukose nur im wässrigen Blutanteil löst, fällt die Glukosekonzentration im Plasma bzw. Serum viel höher aus (ca. 10–15 %). Am besten Sie nehmen Ihr Handgerät einmal mit zum Arzt und messen zeitgleich; so können Sie die Messgenauigkeit Ihres Gerätes besser einschätzen.

Teilnahme am DMP Typ-2-Diabetes

Wenn Sie gesetzlich versichert sind, wird Ihr behandelnder Arzt oder Ihre Krankenkasse Sie fragen, ob Sie an einem DMP für Typ-2-Diabetes teilnehmen möchten. DMP steht für Disease-Management-Programm; das ist ein Angebot der gesetzlichen Krankenkassen, das die Versorgung und Lebensqualität chronisch kranker Patienten verbessern und Folgeschäden verhindern soll. Solche strukturierten Behandlungsprogramme gibt es für verschiedene chronische Krankheiten. Die Teilnahme ist freiwillig. Aus unserer Sicht ist es sinnvoll, sich einzuschreiben, denn dadurch steht Ihnen beispielsweise eine Diabetes-spezifischen Schulung zu, in der Sie u. a. die richtige Blutzucker-Selbstmessung kennenlernen und einüben können. Auch ärztliche Kontrolluntersuchungen sind im Rahmen des DMPs zu festen Zeitpunkten vorgesehen: Die Stoffwechselparameter wie der HbA_{1c}-Wert werden quartalsweise und die Nervenfunktion in den Füßen (Stimmgabel-Test) werden jährlich überprüft. Auch eine jährliche Kontrolluntersuchung beim Augenarzt gehört dazu. Diese Vorteile sollten Sie nutzen.

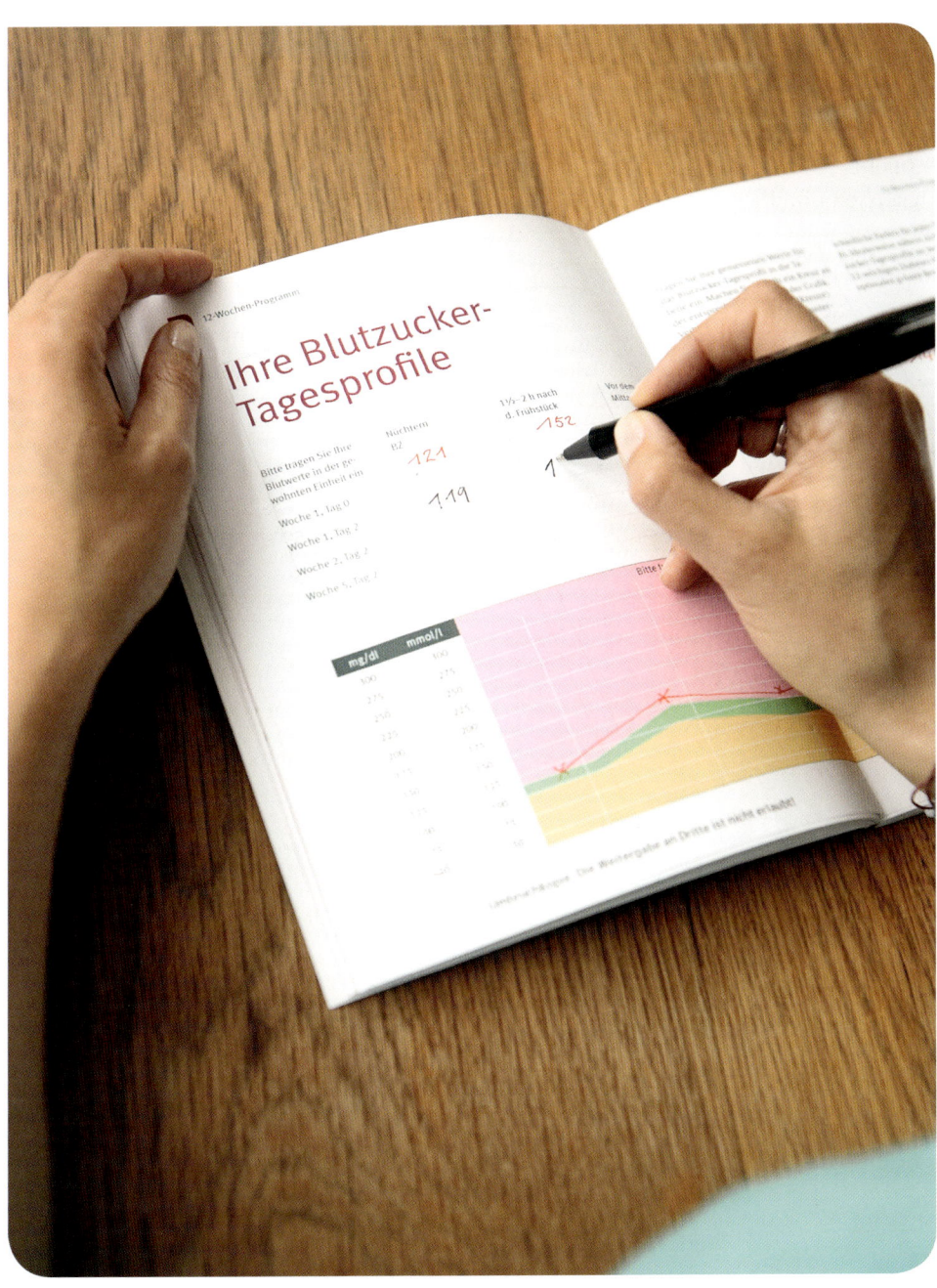

Die Ernährung umstellen

Sie essen gern? Sie sind ein Genussmensch? Wunderbar! – Die Low-Carb-Ernährung, die Sie nun kennenlernen, ist lecker, abwechslungsreich und macht anhaltend satt.

Mit der hier beschriebenen Ernährungsweise wird Ihr Stoffwechsel wieder in gesunde Bahnen gelenkt. Zum Einstieg und für den schnellen Erfolg in den ersten Wochen hat sich der Mahlzeitenersatz mit einer kohlenhydratarmen, proteinreichen Formuladiät (Seite 50) bewährt.

Was ist mit »Low Carb« gemeint?

»Low Carb« bedeutet »wenig Kohlenhydrate«. Bei dieser Ernährungsweise wird der Anteil der Kohlenhydrate bewusst stark reduziert. Vielleicht ist Ihnen bekannt, dass unsere Nahrungsmittel aus drei großen Nährstoffgruppen bestehen, die uns Energie liefern: den genannten Kohlenhydraten, Proteinen (Eiweiß) und Fetten. Zu den Nicht-Energielieferanten zählen Ballaststoffe, Vitamine, Mineralstoffe, Spurenelemente und Wasser. Jede dieser Gruppen ist unverzichtbar für unsere Ernährung und wird Ihnen im Einzelnen vorgestellt.

- An erster Stelle bei den Kohlenhydraten ist der Traubenzucker (Glukose) zu nennen. Dieser besteht nur aus einem Molekül – einem Baustein – und muss daher nicht abgebaut werden. Glukose wird gleich nach dem Verzehr über eigene Transportmechanismen im Darm direkt ins Blut aufgenommen. Bei Unterzuckerung kann man daher mit dem Verzehr von etwas Traubenzucker sofort gegensteuern. Glukose ist die Hauptenergiewährung des Körpers. Weitere Einfachzucker sind der Fruchtzucker (Fruktose) und der Schleimzucker (Galaktose).
- Zu den Kohlenhydraten gehören auch sogenannte Zweifachzucker wie Haus-

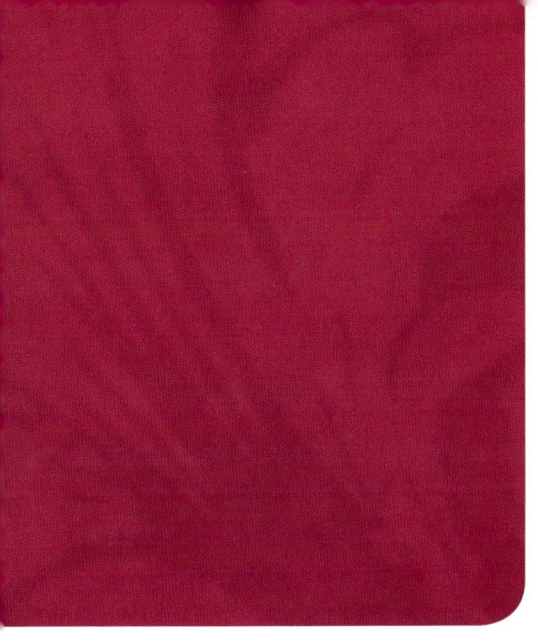

Wir halten fest: Früher oder später landen alle verzehrten Kohlenhydrate als Einfachzucker (Glukose, Fruktose oder Galaktose) im Blut. Und das ist auch schon einer der Gründe, warum es für Diabetiker ratsam ist, den Kohlenhydratanteil ihres Essens deutlich zu reduzieren.

Das Auf und Ab des Blutzuckers

Die Aufnahme von Glukose ruft sofort Insulin auf den Plan, um den Zucker in die Zellen zu bringen. Viel Blutzucker bedeutet viel Insulin. Normalerweise sind bereits nach einer Stunde die Kohlenhydrate aus dem Blut aufgenommen und der Blutzucker sinkt genauso rasant ab, wie er zuvor gestiegen ist. Sicherlich kennen Sie es aus eigener Erfahrung: Wenn Sie reichlich Kohlenhydrate z. B. in Form von Süßigkeiten oder Kuchen gegessen haben, meldet sich nach 1–2 Stunden ein heftiges Hungergefühl, obwohl Ihr Energiebedarf durch die verzehrten Kalorien für den Rest des Tages gedeckt wäre. Es muss etwas zu Essen her … Und so beginnt die Achterbahnfahrt von Blutzucker- und Insulinspiegel von neuem. Sie haben immer wieder Heißhunger und vertilgen weit mehr, als gut für Sie ist. Ist der Körper durch Übergewicht vorbelastet, fällt diese Insulinausschüttung noch stärker aus.

Ist der Kohlenhydratanteil der Mahlzeiten dagegen gering und der Proteinanteil größer, wellen sich Blutzucker- und Insulinspiegel nur geringfügig. Darauf kommt es an!

haltszucker (Saccharose), der aus Glukose und Fruktose besteht, und Milchzucker (Laktose), der aus Glukose und Galaktose aufgebaut ist. Diese Zweifachzucker müssen im Darm in Einfachzucker aufgespalten werden, bevor sie ins Blut gelangen können.

- Als Letztes sind Mehrfachzucker wie Stärke zu nennen, die aus einer Kette von Glukosemolekülen besteht. Stärke ist in allen Getreideprodukten, Reis oder Kartoffeln enthalten. Wenn Sie eine Portion Kartoffelpüree essen (und sonst nichts), wird die reichlich enthaltene Stärke in Windeseile in Traubenzucker aufgespalten und landet rasch im Blut. Gut verpackte Stärke, wie sie z. B. im ganzen Getreidekorn enthalten ist, wird viel langsamer »ausgepackt« und verwertet. Nach einer Vollkornmahlzeit steigt der Blutzucker daher langsamer an.

Was bedeutet »kohlen-hydratarm« konkret?

Wie sollte die Ernährung aussehen, um möglichst geringe Blutzuckerschwankungen auszulösen? Welche Kohlenhydrate sind o.k. und in welchen Mengen?

Kein Süßkram!

Sie verzichten möglichst konsequent auf alle zuckerreichen Lebensmittel wie Süßigkeiten, Kuchen, Kekse, Fertigprodukte (enthalten oft viele Kohlenhydrate, meist in Form von schnell verwertbaren Einfachzuckern), Limonadengetränke, Cola, Fruchtsäfte (enthalten extrem viel Glukose und Fruktose). Auch alle Weißmehlprodukte wie Brot, Brötchen, Nudeln und Pizza lassen Sie ab jetzt bitte links liegen. Bitte machen Sie sich einmal die Mühe und schauen Sie beim Einkauf auf die Zutatenliste jedes Produkts, das Sie in Ihren Einkaufskorb legen. Fällt Ihnen auf, dass es kaum Fertigmüsli ohne zusätzlich zugesetzten Zucker gibt? Ist ein Tee »aromatisiert«, ist auch meistens Zucker drin! Hätten Sie erwartet, dass auch in Essig und gekochtem Schinken Zucker enthalten ist?

Kaum Alkohol!

Alkoholische Getränke wie Bier sind nicht nur kalorien- und kohlenhydratreich, Alkohol erhöht zudem die Gefahr einer Unterzuckerung. Die Empfehlung für das 12-Wochen-Programm lautet daher: Halbieren Sie Ihren Alkoholkonsum!

Ein Glas trockener Wein zum Essen ist am ehesten mit einer Low-Carb-Ernährung vereinbar.

Kleine Vollkornportionen

Kohlenhydrate aus Vollkornprodukten, Reis und Kartoffeln sind in geringen Mengen möglich. Kleine Menge bedeutet z. B. 40 g Reis (ungekocht gewogen), 2 mittelgroße Kartoffeln oder 1 Scheibe Vollkornbrot pro Mahlzeit. Ein randvoller Teller mit Nudeln ist mit Low Carb nicht vereinbar, auch dann nicht, wenn es Vollkornnudeln sind.

Obst nur in Maßen

Obst enthält viele Vitamine und andere gesundheitsförderliche Pflanzenstoffe, jedoch auch – je nach Sorte – relativ viel Zucker. Beerenfrüchte (wie Heidelbeeren, Himbeeren, Brombeeren, Johannisbeeren) sind kleine, verhältnismäßig zuckerarme Gesundheitspakete und finden sich daher in diversen Rezepten. Außerhalb der Beerensaison können Sie gern auf Tiefkühlprodukte (ungesüßt!) zurückgreifen. So stehen diesen Ihnen das ganze Jahr über zur Verfügung. Bei allen anderen Obstsorten wie Äpfeln und Birnen bitte maßhalten und nicht mehr als eine Frucht pro Tag verzehren. Bananen, Weintrauben und Trockenobst sind wahre Zuckerbomben und sollten gemieden werden. Bei Typ-2 Diabetes ist es besser, Sie greifen zu »Obst ohne Zucker«, nämlich Gemüse!

Reichlich Grünzeug!

Gemüse und Blattsalate in allen Variationen sind der Renner in der Low-Carb-Küche. Diese Lebensmittel vereinen alle wünschenswerten Eigenschaften in sich und dürfen täglich reichlich gegessen werden. Um nur einige der positiven Eigenschaften zu nennen:

- Sie enthalten viele Vitamine, Mineralstoffe und sekundäre Pflanzenstoffe und sollten daher bei jedem Menschen – mit oder ohne Diabetes – täglich auf dem Speiseplan stehen.
- Obwohl sie kaum Kalorien enthalten, machen Gemüse und Salat satt, was an ihrem hohen Wassergehalt liegt. Ist der Magen angenehm gefüllt, wird ein Sättigungssignal ans Gehirn gefunkt.
- Grünzeug, hier sind vor allem Hülsenfrüchte zu nennen, enthält gesunde Ballaststoffe (Seite 41), die nicht nur die Verdauung fördern, sondern auch durch ihr Volumen für Sättigung sorgen. Sie sind nützlich für eine gesunde Darmflora und haben sogar »medizinische Effekte«, denn sie helfen, den Blutzucker- und Insulinspiegel zu senken.
- Nicht zu vergessen: der unwiderstehliche Geschmack! Schöpfen Sie aus der großen Vielfalt von frischen Salaten und Gemüsesorten. Falls Sie bisher noch kein Gemüsefan waren, lassen Sie sich von den Rezepten im letzten Buchteil inspirieren oder bummeln Sie mal über den Wochenmarkt und probieren die bunten Gemüsesorten einfach aus. Auch in diversen Supermärkten finden Sie frisches Gemüse aus der Region.

Der Kohlenhydratanteil pro Tag sollte so niedrig wie möglich gehalten werden. Mit den Rezepten im letzten Buchteil ist das kein Problem.

Vor allem das Abendessen sollte kohlenhydratarm sein; das erleichtert die nächtlichen Stoffwechselprozesse und das Abnehmen. Wenn zum Abendessen kein Insulin ausgeschüttet wird, kann der Körper im Schlaf besser Fette verbrennen. Eine Mahlzeit mit einer kleinen Kohlenhydrat-Beilage wie Dinkelreis oder zwei Kartoffeln verzehren Sie am besten mittags.

Pausen zwischen den Mahlzeiten sind wichtig

Überaus wichtig ist es zudem, dass Sie ausreichend lange Pausen zwischen den Mahlzeiten einlegen, mindestens vier, besser fünf Stunden, damit der Insulinspiegel sinken und die Fettverbrennung starten kann. Daher ist es für den Stoffwechsel gesünder, falls Sie an einem Tag Verlangen nach Süßigkeiten oder einem Stück Kuchen haben, dass Sie dieses als Nachtisch direkt im Anschluss an die Mittagsmahlzeit essen. Denn nun erfolgt sowieso eine Insulinausschüttung; in der Zeit bis zur nächsten Mahlzeit, hat der Insulinspiegel jedoch Zeit, wieder abzusinken und wird nicht durch »Kaffee und Kuchen« am Nachmittag gestört. In der Nacht sollten Sie sich und Ihrem Insulinspiegel Ruhe gönnen und mindestens neun Stunden lang keine Kohlenhydrate zu sich nehmen. Dann sinkt der Insulinspiegel, die Fettverbrennung startet und das Abnehmen passiert im Schlaf.

Proteine sind die Sattmacher schlechthin

Sie sättigen viel besser und anhaltender als Kohlenhydrate, obwohl sie nicht mehr Kalorien enthalten, nämlich 4 kcal/g. In der Low-Carb-Ernährung enthält daher jede Mahlzeit deutlich mehr Proteine als Kohlenhydrate.

Eiweißhaltige Lebensmittel, die gern in der Low-Carb-Küche verwendet werden, sind aus pflanzlichen Quellen: Tofu und andere Sojaprodukte, Hülsenfrüchte sowie Pilze. Gute tierische Eiweißlieferanten sind Fleisch, fetter Seefisch (Omega-3-Fettsäuren-reich), Eier sowie Käse und andere Milchprodukte.

Freunden Sie sich mit Fetten an!

Fette sind die Nährstoffe mit dem höchsten Energiegehalt; sie sind mehr als doppelt so energiereich wie Kohlenhydrate und Proteine, denn sie schlagen mit 9 kcal/g zu Buche (im Vergleich zu 4 kcal/g). Diese hohe Energiedichte wurde ihnen zum Verhängnis. Da in allen Industrienationen die Menschen immer dicker werden, wurde das kalorienreiche Fett

als böser Bube ausgemacht und generell verteufelt. Die Empfehlungen zur fettreduzierten Ernährung stammen allerdings aus dem Jahre 1977 und wurden von einer Expertenrunde bei einer Tagung auf der Basis des damaligen Wissensstandes ausgesprochen. Die Evidenz, also die wissenschaftlichen Beweise, zu dieser Empfehlung wurden nie erbracht! Erst in den letzten Jahren wurde die Gesundheitswirkung von gesunden Fetten, in Form von hochwertigem Olivenöl oder Nüssen, intensiv untersucht (Seite 17, 43).

Enthält nur 0,1 % Fett, »fettarm« oder »fettfrei« wird bei Fertigprodukten als Kaufanreiz groß auf den Deckel bzw. die Verpackung gesetzt. Wenn aber Fett als Geschmackträger fehlt, müssen andere Zutaten hinein, die diese Rolle übernehmen: oft jede Menge Zucker, Süßstoffe oder andere künstliche Geschmackzutaten. Schauen Sie mal auf die Zutatenliste; die ist bei solchen fettarmen Fertigprodukten meist lang.

Welche Fette sind günstig für die Gesundheit?

Wir kommen nicht umhin, die Gruppe der Fette etwas genauer zu betrachten. Wenn Sie gehofft haben, dass wir jetzt fettiges Fastfood und fettreiche Industrieprodukte für gesund erklären, müssen wir Sie enttäuschen. Mehrfach hoch erhitzte, billige Öle, wie sie in Imbissen verwendet werden, sollten Sie strikt meiden. Auch alle industriellen Fertigpro-

Ballaststoffe tun viel Gutes

Diverse Gemüsearten und Vollkornprodukte sind reich an Ballaststoffen, also pflanzlichen Faseranteilen, die unser Verdauungssystem nicht aufschließen kann. Aber auch wenn wir keine Nährstoffe aus den Ballaststoffen ziehen können, sind sie keineswegs überflüssig:

- Sie sind stark quellfähig, binden Flüssigkeit und sind somit volumenreich. Im Magen sorgen sie so für einen Fülleffekt und eine gute Sättigung.

- Im Darm wirken sie verdauungsfördernd und verhindern so die Entstehung von Verstopfungen.
- Zusätzlich unterstützen sie eine gesunde Darmflora; denn sie dienen gesunden Bakterien als Nahrung.
- Sie sind gut für unser Immunsystem im Darm.
- Ballaststoffreiche Ernährung hilft auch dabei, den Blutzuckerspiegel zu senken, was sich dann positiv auf den Insulinspiegel auswirkt.

dukte, die häufig die schädlichen Transfettsäuren enthalten, sind ungesund.

Empfehlenswert sind hochwertige, kalt gepresste Pflanzenöle, die reichlich gesunde Omega-3-Fettsäuren und/oder viele mehrfach ungesättigte Fettsäuren enthalten. Das sind u. a. Leinöl, Hanföl, Walnussöl und Rapsöl. Diese hochwertigen Öle sollten nicht erhitzt werden; sie kommen also in den Salat oder werden dem fertig gegarten Gericht kurz vor dem Servieren zugegeben. Kaufen Sie solche Öle nur in kleinen Flaschen, die sich rasch aufbrauchen lassen, und lagern Sie sie kühl, luft- und lichtgeschützt, da sie rasch ranzig werden. Auch kalt gepresstes Olivenöl gehört aufgrund seines günstigen Fettsäuremusters zur gesunden Ernährung dazu. Olivenöl hat in der höchsten Qualitätsstufe die Bezeichnung

»extra nativ« (oder extra virgin) und in der mittleren Qualitätsstufe den Zusatz »nativ« (oder virgin). Ein für unsere Ernährung ungünstiges Fettsäuremuster haben dagegen Maiskeim-, Sonnenblumen- sowie Distelöl. Diese Öle sollten daher möglichst nicht verwendet werden.

Zum Braten verwenden Sie bitte Olivenöl, das nicht kalt gepresst ist, sondern aus einer Mischung aus raffiniertem und nativen Olivenöl besteht. Dieses heißt im Handel einfach Olivenöl, ohne die oben genannten Zusatzbezeichnungen.

Tierische Fette wie Butter oder Sahne sind nicht generell schlecht, wie lange behauptet wurde. Sie dürfen in Maßen durchaus verwendet werden, denn Fett macht satt. Wie bei allen tierischen Produkten lohnt es sich auch bei Milch, Käse

& Co. auf Bio-Qualität bzw. artgerechte Haltungsbedingungen zu achten. Das Fettsäuremuster von Kuhmilch und allen Produkten daraus ist bei Gras- oder Heufütterung Omega-3-Fettsäure-reicher als bei Fütterung mit industriellem Fertigfutter.

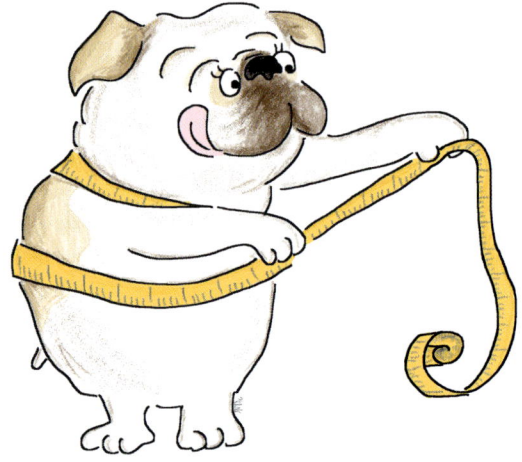

Wie viel Fett?

Hochwertige Fette gehören zur täglichen Ernährung unbedingt dazu! Auch und gerade dann, wenn Sie abnehmen wollen! Jede Mahlzeit sollte mindestens 1 Esslöffel der genannten hochwertigen pflanzlichen Öle enthalten, falls nicht eine andere gute Fettquelle, wie fetter Fisch, dabei ist. Die Rezepte sind so konzipiert, dass Sie ca. 60 g Fett/Tag aufnehmen, was 540 kcal entspricht.

Eine Low-Carb-Mahlzeit richtig zusammenstellen

Wir wollen noch einmal zusammenfassen, aus welchen Komponenten eine Low-Carb-Mahlzeit besteht.

Gemüse und Salat: Basis jeder Mahlzeit ist eine große Portion Gemüse und Salat. Möglichst bunt und vielfältig; auch gern sowohl gekochte als auch rohe Zutaten.

Eiweißlieferanten: Proteine in Form von Sojaprodukten (Tofu, Soja-Jogurt etc.), Milchprodukten (Quark, Hüttenkäse, Käse etc.), Fisch, Eiern oder Fleisch bzw.

einer Kombination daraus hinzufügen. Jede Mahlzeit sollte mehr Proteine als Kohlenhydrate enthalten.

Fette, Öle und Nüsse: Hochwertige pflanzliche Fette kommen direkt als Öl (1 Esslöffel Walnuss-, Lein-, Soja- oder Olivenöl), als geschrotete Leinsamen, andere Pflanzensamen oder Nüsse oder in Form fettreicher pflanzlicher Kost wie Avocado dazu. Am besten gewöhnen Sie sich an, Ihren Salat mit einer Nussmischung zuzubereiten. Auch geröstet schmecken Nüsse und Samen gut zu Gemüse. Oder aber Sie sehen die Nüsse als Ihre »Knabbereien« an und verzehren diese anstelle von Chips oder Ähnlichem. Jedenfalls sollten Sie jeden Tag eine Handvoll Nüsse einplanen.

Kohlenhydratlieferanten: Zusätzlich sind morgens und mittags kohlenhydratarme Früchte (Beerenfrüchte), kleine Men-

Fettarme kontra fettreiche Ernährung

In einer sehr interessanten großen Untersuchung wurde dem Mythos vom »bösen Fett« auf den Grund gegangen (Estruch et al. 2013). Es nahmen insgesamt 7447 Probanden teil, aus denen drei Gruppen gebildet wurden:

- Die Kontrollgruppe ernährte sich fettarm.
- Eine Gruppe ernährte sich gemäß der mediterranen Ernährung und nahm zusätzlich extra-natives Olivenöl (1 l/Woche) zu sich.
- Die dritte Gruppe ernährte sich mediterran plus 30 g Nüsse/Tag.

Bereits in der Zwischenanalyse nach rund fünf Jahren trat deutlich zutage, dass es in der Kontrollgruppe, die sich fettarm ernährte, signifikant mehr kardiovaskuläre Ereignisse gab (Herzinfarkt, Schlaganfall oder kardiovaskulärer Todesfall) als in den beiden anderen Gruppen, woraufhin die Studie abgebrochen wurde. Diese Daten sprechen also für dafür, dass eine Ernährung, die reich an mehrfach ungesättigten Fettsäuren ist, günstiger für Herz und Kreislauf ist als eine fettarme Ernährung.

gen Obst wie Apfel oder Birne oder Vollkornprodukten (1 Scheibe Vollkornbrot, kleine Menge Reis, Dinkel etc.) möglich, aber nicht unbedingt erforderlich. Insgesamt sollte die Kohlenhydratmenge jedoch so gering wie möglich gehalten werden.

Was noch wichtig ist

Planen Sie sowohl für das Einkaufen als auch das Zubereiten der Mahlzeiten zunächst etwas mehr Zeit ein, als Sie bisher benötigten, insbesondere dann, wenn Sie eigene Low-Carb-Mahlzeiten zusammenstellen und ausprobieren möchten. Verzichten Sie möglichst auf alle industriell hergestellten Fertigprodukte; diese sind

fast immer zu reich an ungesunden Fetten und/oder Zucker und enthalten nur noch wenige gesundheitsförderliche Inhaltsstoffe. Greifen Sie so oft wie möglich auf frische, regionale und unverarbeitete Zutaten zurück, die Sie dann selbst nach den Low-Carb-Prinzipien zubereiten.

Wenn Sie mittags außer Haus essen müssen, nehmen Sie sich Salate oder andere Speisen mit, die Sie zu Hause vorbereiten können, oder rühren Sie sich einen Shake an. Essen Sie möglichst selten im Restaurant oder in der Kantine, außer dort ist eine Salatbar verfügbar. Schnellimbisse und Fastfood sollten tabu sein; allerdings bieten die meisten Supermärkte und Discounter auch mittlerweile Salatmahlzeiten zum Mitnehmen an.

Viel trinken

Gewöhnen Sie sich an, viel zu trinken. Es sollten deutlich mehr als 2 Liter pro Tag sein. Am besten Sie bereiten sich bereits morgens Ihre Trinkmenge für den Tag vor. Dann sehen Sie jederzeit, wie viel Sie schon geschafft haben. Günstig ist es, unmittelbar vor der Mahlzeit ein großes Glas Flüssigkeit zu trinken. So ist der Magen schon etwas gefüllt und Sie werden schneller satt. Ideal sind Mineralwasser, ungezuckerter Kräutertee sowie Ingwerwasser (einfach ein wenig frischen Ingwer mit kochendem Wasser übergießen und etwas ziehen lassen). Schwarzen Tee oder Kaffee können Sie bedenkenlos trinken; nur bitte nicht zuckern und nur wenig Milch verwenden.

Kaffee? Bitte gern!

In Deutschland wird sehr viel Kaffee getrunken; der durchschnittliche Konsum liegt bei 150 Litern pro Jahr. Zur Frage, ob Kaffee gesundheitsförderlich oder eher schädlich ist, gab es bisher sehr widersprüchliche Aussagen. Wir haben uns einmal die Mühe gemacht, wissenschaftliche Studien zum Kaffeekonsum zusammenzustellen und auszuwerten (Kempf u. Martin 2010). Dabei zeigte sich, dass Koffein in isolierter Form die kardiovaskulären Risikofaktoren kurzfristig negativ

---

»Teller-Regel« für die Low-Carb-Ernährung

Wenn Sie sich an den folgenden Mengenangaben orientieren, sind Sie auf dem richtigen Weg.

- Gut zu merken ist die Regel, dass der Teller zur Hälfte mit Gemüse bzw. Salat gefüllt sein sollte.
- Die Proteinlieferanten sollten ein Drittel des Platzes auf dem Teller einnehmen.
- Kohlenhydrate dürfen – müssen aber nicht! – den restlichen Platz auf dem Teller einnehmen, das ist dann ca. noch ein Sechstel.
- Nicht vergessen: ein Esslöffel Öl pro Mahlzeit und eine Handvoll Nüsse pro Tag.

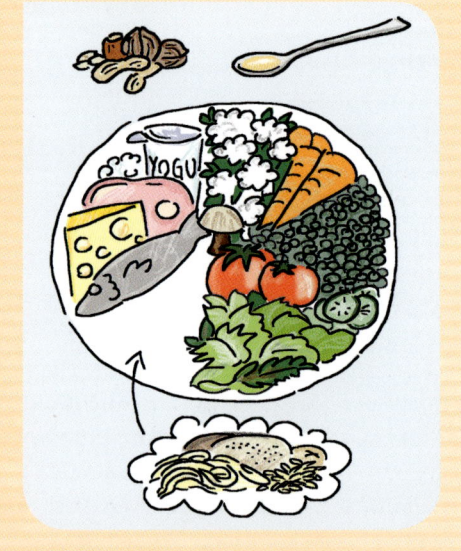

beeinflusst, jedoch nicht generell die Entstehung von kardiovaskulären Ereignissen fördert. Kaffee enthält aber nicht nur Koffein, sondern auch viele andere Substanzen; die Koffein-Studienergebnisse gelten daher nicht 1:1 auch für Kaffee. Und tatsächlich zeichnen die Kaffee-Studien ein sehr positives Bild: Denn Kaffee kann dosisabhängig vor Typ-2-Diabetes schützen, da Kaffee die Glukoseaufnahme verzögert. Dabei spielen diverse Kaffeekomponenten, wie z. B. Chlorogensäure, eine Rolle, die auch weitere gesundheitsförderliche Effekte (schützt vor oxidativem Stress, hemmt Entzündungen) hat. Falls Sie also gern Kaffee trinken, tun Sie damit sogar etwas Gutes für Ihre Gesundheit; allerdings nur, wenn Sie keinen Zucker hineinrühren und bedenken, dass auch Milch Milchzucker enthält!

Keine Zwischenmahlzeiten einschieben

Die Low-Carb-Ernährung mit den hier vorgestellten Rezepten ist so konzipiert, dass eine Mahlzeit Sie 4–6 Stunden satt hält. Für den lang anhaltenden Sättigungseffekt sind vor allem die enthaltenen Proteine und Fette verantwortlich. Pro Tag sind drei Mahlzeiten vorgesehen. Zwischendurch trinken Sie bitte reichlich, aber snacken Sie nichts. Denn die schnell mal gefutterte Schokolade oder die Gummibärchen würden nicht nur mit den enthaltenen Kalorien zu Buche schlagen, sondern, was viel schlimmer ist, den

Heißhunger- und den Insulin-Teufelskreis (Seite 49) wieder in Gang setzen. Dem dann entstehenden Süßhunger standzuhalten, fällt extrem schwer.

Falls Sie sich bisher sehr zuckerreich ernährt haben, können Sie es vielleicht noch nicht ganz glauben, aber die quälenden Hungergefühle, Nebenwirkungen wie Kopfschmerzen und aufdringlichen Gelüste nach Schokolade oder Kuchen kommen in erster Linie vom hohen Zucker- bzw. Kohlenhydratkonsum. Ihr Körper muss sich erst mal an den Zuckerentzug gewöhnen. Nach einer kurzen Übergangsphase sind diese passé. Und Sie tun gut daran, sie auch nicht durch süße Zwischenmahlzeiten erneut zu wecken.

Aber auch nicht weniger als drei Mahlzeiten essen

Auf der anderen Seite bitte auch nicht einfach eine der drei Mahlzeiten ausfallen lassen! Die Low-Carb-Ernährung ist keine Hungerkur, sondern soll Ihr langfristiger Lebensstil werden. Außerdem würde der Körper in eine Art »Energiesparmodus« gehen, wenn die Energiezufuhr ausbliebe und dann, wenn neue Energie zugeführt würde, diese wieder verstärkt in Form von Fett speichern. Wenn Sie tatsächlich einmal, z. B. am Abend, wenig Hunger verspüren, dann trinken Sie einen Shake, knabbern Sie eine Handvoll Nüsse oder wählen Sie ein leichtes Gericht, wie eine Gemüsesuppe. Das regelmäßige Essen hilft bei der erwünschten Ernährungs- und Stoffwechselumstellung.

Übersäuerung erschwert das Abnehmen

Sicherlich haben Sie schon vom sogenannten Säure-Basen-Haushalt gehört. Für die Körperzellen ist ein ausgeglichener Säure-Basen-Haushalt wichtig. Diese fühlen sich wohl, wenn sie von einem leicht basischen bis neutralen Gewebewasser umspült sind. Ein pH-Wert (Säurewert) von 7 ist neutral, über 7 spricht man von basisch, unter 7 von sauer. Der pH-Wert des Blutes liegt zwischen 7,35 und 7,45; also im leicht basischen Bereich. Dieser pH-Wert muss konstant eingehalten werden, damit der Körper optimal funktionieren kann. Des-

halb verfügt das Blut über sogenannte Puffersubstanzen. Diese bewirken, dass sich der pH-Wert des Blutes nicht sofort ändert, sobald Säuren ins Blut abgegeben werden. Auch mithilfe verschiedener Ausscheidungswege entledigt sich der Körper überschüssiger Säuren. Über die Niere, über den Schweiß und mit der Ausatemluft können Säuren abgegeben werden. Dennoch kann es zur Übersäuerung kommen.

Durch den häufigen Verzehr von stark säurebildenden Lebensmitteln wie beispielsweise Wurst, Käse, Brot, Nudeln, Schokolade, und einem Mangel an basischen Gegenspielern kann der Säure-Basen-Haushalt in Schieflage geraten. Aber auch eine proteinreiche Ernährung, insbesondere mit Fleisch, führt zu einer erhöhten Säurebelastung. Auch wenn der

Studie: Mit Basenpulver entsäuern und abnehmen

Die ersten Ergebnisse einer zweiphasigen Studie mit übergewichtigen Menschen zeigen, dass durch zusätzliche Einnahme eines Basenpulvers (Basen-Citrate PUR) eine weitere Gewichtsreduktion erreicht werden kann. Beide Studiengruppen führten in den ersten 12 Wochen das im Buch beschriebene Diätschema mit einer kohlenhydratarmen, proteinreichen Formuladiät durch und konnten in dieser Zeit Ihr Gewicht um knapp 9 kg reduzieren.

Die Vergleichsgruppe ersetzte in den darauffolgenden 12 Wochen weiterhin die Abendmahlzeit durch den Protein-Shake, konnte dadurch jedoch keine weitere Gewichtsreduktion erzielen. Die Interventionsgruppe nahm in der zweiten 12-Wochen-Phase zusätzlich zum abendlichen Proteindrink auch ein Basenpräparat ein und konnte damit eine weitere Gewichtsreduktion um 3 kg erreichen (Kempf et al. unveröffentlichte Daten).

Körper Fett abbaut, fallen mehr Säuren an als beim »normalen Stoffwechsel«. Beim Gewichtsverlust, der ja erwünscht ist, um das Übergewicht abzubauen, ist es daher wichtig, den Körper mit Basennachschub (Seite 103) zu unterstützen.

Trinken Sie dazu täglich mineralstofffreiches und Hydrogenkarbonat-reiches Mineralwasser. Durch die gemüsereiche Low-Carb-Ernährung unterstützen Sie ebenfalls Ihren Säure-Basen-Haushalt. Besonders basenreich sind zum Beispiel: Artischocken, Brokkoli, Kürbis, Rosenkohl, Pilze und Blattsalate wie Chicorée, Endivie oder Rucola. Auch Basenpulver oder -tabs unterstützen bei der Entsäuerung und beim Abnehmen.

Den Urin-pH-Wert bestimmen

Um den Säure-Basen-Haushalt zu überprüfen, ist es sinnvoll, ab der achten Wochen des Diabetes-Programms, wenn Sie sich bereits wieder überwiegend von fester Nahrung ernähren, den Urin-pH-Wert zu bestimmen. Da zu verschiedenen Tageszeiten unterschiedlich viele Säuren und Basen über den Urin ausgeschieden werden, schwankt der Urin-pH-Wert natürlicherweise im Verlauf eines Tages. Am Morgen scheidet der Körper die in der Nacht angefallenen Säuren aus. Daher ist der Urin in der Regel morgens saurer, das heißt, der pH-Wert liegt dann zwischen 5 und 6, während er nach dem Mittagessen oft auch über 8, also ins Basische, steigen kann. Bei Menschen, die in einem nahezu idealen Säuren-Basen-Status leben, schwanken die pH-Werte innerhalb 24 Stunden zwischen 5,0 und 8,5.

Worauf Sie bei Medikamenten achten müssen

Insulin, wie auch Antidiabetika, die zu einer Steigerung der Insulinfreisetzung aus der Bauchspeicheldrüse führen, bergen die Gefahr einer Unterzuckerung in sich. Dazu gehören Präparate aus der Gruppe der Sulfonylharnstoffe (Wirkstoffe z. B. Glibenclamid oder Glimepirid) und der Glinide (Repaglinid oder Nateglinid). Wenn – wie bei der Low-Carb-Ernährung gewünscht – der Kohlenhydratanteil der Mahlzeiten deutlich reduziert wird, ist das Risiko einer Unterzuckerung groß, wenn weiterhin gleichzeitig diese Präparate eingenommen werden. Da insbesondere die Sulfonylharnstoffe bis zu 72 Stunden im Blut wirksam sind, kann der Blutzucker auch viele Stunden nach Absetzen oder Reduktion dieser Medikamente deutlich abfallen. Gleiches gilt für die Insulintherapie: Werden unveränderte Mengen an Insulin gespritzt, jedoch die Kohlenhydratmenge deutlich reduziert, können auch hier Unterzuckerungen auftreten.

Sprechen Sie bitte unbedingt mit Ihrem Arzt, wenn Sie eines der genannten Präparate einnehmen oder Insulin spritzen, bevor Sie mit der hier beschriebenen Ernährungsumstellung beginnen.

Mit ihm kann dann gemeinsam besprochen werden, die Therapie (eventuell nur vorübergehend) auf andere Medikamente umzustellen, die nicht zu Unterzuckerungen führen. Zu diesen Medikamenten gehört der Wirkstoff Metformin, aber auch die Wirkstoffklassen der DPP-4-Hemmer, der GLP-1-Agonisten oder der SGLT2-Blocker.

Kohlenhydrate und Insulinresistenz

Übergewichtige Menschen mit Typ-2-Diabetes haben in der Regel eine ausgeprägte Insulinresistenz, das heißt, ihr Insulinspiegel ist auch im nüchternen Zustand erhöht, dennoch ist die Insulinwirkung vermindert. Auch wenn akut Insulin benötigt wird, weil Nahrungsmittel verzehrt wurden, die Glukose oder Stärke enthalten, fällt die Insulinausschüttung bei übergewichtigen Men-

schen mit Typ-2-Diabetes zu gering aus. Häufig werden dann zusätzlich noch Medikamente gegeben, die die Insulinproduktion steigern. Oder es wird sogar schon in frühen Phasen der Erkrankung lang-wirksames Insulin gespritzt. Das führt zu einem permanent erhöhten Insulinspiegel, der jede Bemühung, abzunehmen, blockiert.

Ein hoher Insulinspiegel blockiert den Fettabbau

Das bedeutet, der erhöhte Insulinspiegel muss runter, vor allem zwischen den Mahlzeiten bzw. nachts; nur in der Zeit kann der Körper den Fettreserven zu Leibe rücken. Wie das gelingt, hat der Arzt Elliott P. Joslin, der sich als Erster in den USA auf die Behandlung des Diabetes spezialisierte, herausgefunden. Er verordnete seinen übergewichtigen Patienten mit Diabetes eine extrem fettreiche und kohlenhydratarme Kost, die zu 75 %

Das Insulin-Geschäft

Da die Therapie mit Insulin für die Ärzte, aber auch für die gesetzlichen Krankenkassen in Deutschland finanzielle Vorteile hat, wird sich in den nächsten Jahren an dieser Verordnungspraxis wenig ändern! Denn Insulin wird außerhalb des ärztlichen Medikamentenbudgets abgerechnet und die Krankenkassen erhalten für jeden

Insulin-behandelten Patienten aus dem Risikostrukturausgleich eine Kopfpauschale von über 2000 Euro. Damit werden gesundheitspolitische Fehlanreize gesetzt. Die Folge: In Deutschland liegt der pro Kopfverbrauch von Insulin doppelt so hoch wie in Österreich oder Frankreich!

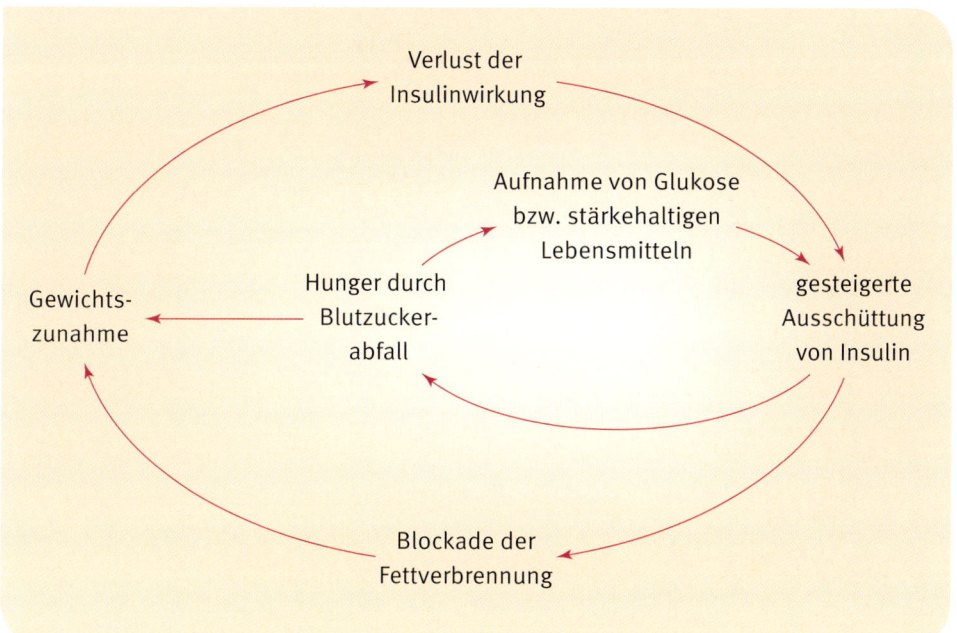

⬧ Wenn Sie Ihre Kohlenhydratzufuhr deutlich senken, durchbrechen Sie den dargestellten Teufelskreis.

aus Fett und nur zu 2 % aus Kohlenhydraten bestand. Damit haben seine Patienten nicht nur erfolgreich ihre zu hohen Blutzucker- sowie Insulinspiegel gesenkt, sondern auch an Gewicht verloren.

Nach der Entdeckung des Insulins ist dieses Wissen in Vergessenheit geraten. Speziell in Deutschland suggeriert man seit einigen Jahren Typ-2-Diabetikern, dass man sich für eine Insulintherapie entscheiden sollte, denn dann brauche man nicht mehr auf die Ernährung zu achten. Man müsse nur lernen, die korrekte Menge an Insulin zu berechnen und zu spritzen. Dass ein Großteil der bereits übergewichtigen oder adipösen Patienten mit Typ-2-Diabetes nach Beginn einer In-

sulintherapie deutlich an Gewicht zunehmen, ist aufgrund der zuvor dargestellten Zusammenhänge klar. Damit torpedieren die Ärzte die verzweifelten Bemühungen ihrer Patienten abzunehmen.

Es ist gar nicht erforderlich, sich so extrem fettreich zu ernähren, wie es Joslins Patienten taten, und auch der Kohlenhydratanteil muss nicht auf 2 % gesenkt werden. Deutlich geringer als in Deutschland allgemein üblich muss er allerdings schon sein. Die Low-Carb-Ernährung entspricht auch nicht den Ernährungsrichtlinien der Deutschen Gesellschaft für Ernährung (DGE). Diese sehen vor, dass die Nahrung der Menschen in Deutschland zu 55–60 % aus Kohlenhydraten und zu weniger als 30 % aus Fetten bestehen soll. Wenn Sie sich bei einer Diätassistentin beraten lassen, werden Sie auch diese Angaben erhalten, falls es keine anders lautenden Vorgaben Ihres Arztes gibt.

Wie Protein-Shakes Ihnen helfen können

Mit einer kohlenhydratarmen und proteinreichen Formuladiät lassen sich erhöhte Blutzucker- und Insulinspiegel sehr rasch reduzieren. So können Sie einen wichtigen Gesundheitsimpuls setzen.

Bei Typ-2-Diabetes funktioniert die Regulation des Blutzuckerspiegels nicht mehr richtig. Häufig besteht eine Insulinresistenz, was bedeutet, dass die Körperzellen nicht mehr angemessen auf das Insulinsignal reagieren. In der Folge steigt der Blutzuckerspiegel nach »normalen« kohlenhydratreichen Mahlzeiten zu hoch an und bleibt auch lange hoch. Die richtige Strategie kann wohl kaum lauten, jetzt auch noch Insulin von außen hinzuzugeben. Das verschärft und zementiert das Problem nur.

Nein, wir müssen uns doch vielmehr fragen, wie wir die gesunde Insulinempfindlichkeit der Zellen wiederherstellen können, damit die Blutzuckerkontrolle auf natürliche Weise funktioniert. Die Stellschraube, an der wir problemlos drehen können, ist die Kohlenhydratzufuhr. Wenn wir nur noch wenige Kohlenhyd-

rate zu uns nehmen und noch dazu solche, die nur sehr langsam als Einfachzucker ins Blut übergehen, setzen wir eine Regulationsspirale in Gang, die zurück zur gesunden Funktion des Stoffwechsels führt.

Mit einer Formuladiät starten

Der erste Effekt ist die Reduktion des Blutzuckerspiegels, was Sie durch regelmäßiges Selbstmessen Ihres Blutzuckers feststellen werden. Damit unterbleibt das Signal, ständig noch mehr Insulin auszuschütten; der zweite Effekt ist daher eine Normalisierung des erhöhten Insulinspiegels. Wenn der Insulinspiegel sinkt, haben Sie als dritten Effekt die Möglichkeit, Ihr überhöhtes Gewicht bzw. vor allem das schädliche Bauchfett abzubauen.

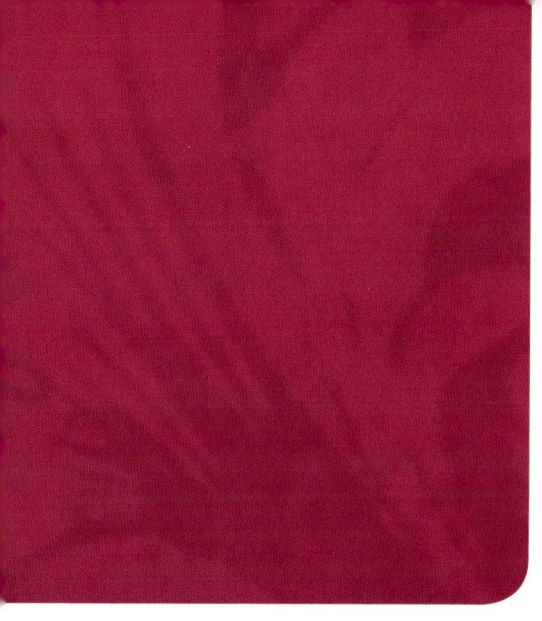

Nur eine Firma war bereit, Studien zu finanzieren

Ausgangspunkt unserer eigenen Studien waren Erfahrungsberichte von Patienten, denen wir nachgegangen sind. So berichtete vor Jahren ein Patient, dass er es durch eine handelsübliche Formuladiät geschafft habe, den Typ-2-Diabetes zu besiegen. Wir vom Westdeutschen Diabetes- und Gesundheitszentrum (WDGZ) haben daraufhin diverse Firmen angeschrieben, die solche »Abnehmpulver« vertreiben, und um Unterstützung für eine wissenschaftliche Studie angefragt.

Solange Ihr Insulinspiegel hoch ist, können Sie nicht abnehmen! Das kann man gar nicht oft genug betonen; leider ist auch vielen Ärzten dieser Zusammenhang nicht klar.

Um diese Effekte zu erzielen, ernähren Sie sich idealerweise kohlenhydratarm, proteinreich und kalorienreduziert. Die einfachste Methode, um das zu erreichen, ist mit einer entsprechenden Formuladiät zu starten. Diese Pulver enthalten die Nährstoffe in definierter Qualität und Menge sowie alle wichtigen Mikronährstoffe (Vitamine etc.). Auf diese Weise können Sie sich sehr unkompliziert genau so ernähren wie gerade beschrieben. So durchbrechen Sie den Teufelskreis von zu hohen Blutzucker- und Insulinwerten und erkennen beim »Neustart« mit festen Mahlzeiten die Effekte der Lebensmittel durch die Blutzucker-Selbstkontrolle.

Dazu muss man wissen, dass in Deutschland jede wissenschaftliche Studie – auch wenn es sich nur um ein Lebensmittel handelt – genaue Vorgaben erfüllen und durch eine Ethikkommission genehmigt werden muss. Das kostet nicht unerhebliche Summen an Geld. Der überwiegende Teil der Firmen hat uns umgehend abgesagt, da sie kein Interesse an Studien mit Patienten haben. Je größer der Konzern war, den wir angeschrieben haben, umso geringer war sogar die Wahrscheinlichkeit, dass wir überhaupt eine Antwort erhielten.

Nur die Firma Almased Wellness GmbH aus Bienenbüttel hat uns eine positive Rückmeldung gegeben und nach einer erfolgreichen Pilotstudie ein umfassendes Studienprogramm finanziert. Da sich kommerzielle Formuladiäten in der Zusammensetzung erheblich unterscheiden, kann man diese Studienergebnisse nicht generalisieren! Vielleicht werden andere Firmen aufgrund dieses Buches motiviert, auch in wissenschaftliche Studien bei Patienten zu investieren. Wir zumindest sind offen, auch andere Produkte in klinischen Studien zu testen.

Empfehlung durch die Deutsche Diabetes-Hilfe

Auf der Basis unserer Studienergebnisse empfiehlt »diabetesDE – Deutsche Diabetes-Hilfe«, Almased Vitalkost zur initialen Gewichtsabnahme bei Typ-2-Diabetes einzusetzen. Die Deutsche Diabetes-Hilfe ist die gemeinnützige und unabhängige Dachorganisation der Deutschen Diabetes Gesellschaft (DDG), des Verbands der

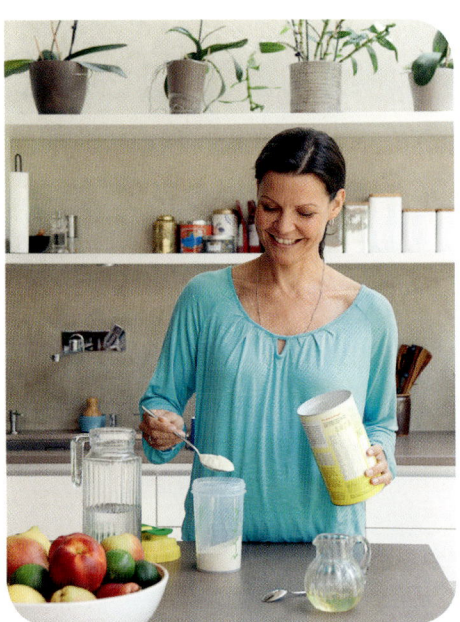

Diabetesberatungs- und Schulungsberufe in Deutschland (VDBD) sowie der Selbsthilfeorganisation Deutsche Diabetes-Hilfe – Menschen mit Diabetes (DDH-M). Die Deutsche Diabetes-Hilfe vereint die Interessen der Menschen mit Diabetes und ihrer Angehörigen, der Ärzte und Forscher und der Diabetesberater.

Satt abnehmen – mit der richtigen Formuladiät

Die Wirksamkeit von Formuladiäten beruht auf ihren Inhaltsstoffen:
- Sie enthalten weniger Kalorien, als Sie täglich verbrauchen. Dieses Energiedefizit in der Nahrung muss Ihr Körper ausgleichen, indem er an die Reserven geht.
- Idealerweise sind sie kohlenhydratarm. Denn Sie wissen ja mittlerweile, dass zu viele Kohlenhydrate wie eine Abnehmbremse wirken, weil sie den Blutzuckerspiegel und damit den Insulinspiegel in die Höhe treiben.
- Das Diätpulver muss proteinreich sein, um erstens gut zu sättigen und zweitens den Körper mit ausreichend Eiweiß zu versorgen, damit die Muskelmasse nicht verringert wird.
- Denn eine verringerte Muskelmasse würde auch wieder Ihren Energieverbrauch und damit Ihren Kalorienbedarf absenken.
- Wenn Sie sich zusätzlich mehr bewegen, erhalten Sie Ihre Muskulatur und können sie vielleicht zusätzlich auf-

bauen und Sie verbrauchen mehr Kalorien.

- Wenn der Proteinanteil des Pulvers aus pflanzlichem (z.B. Sojaeiweiß) und tierischem Eiweiß (z.B. Milcheiweiß) besteht, wird der Körper mit allen wichtigen Aminosäuren versorgt.
- Es ist wichtig, dass der Stoffwechsel nicht heruntergefahren wird; denn im »Hunger-Modus« verbraucht der Körper viel weniger Energie als normalerweise.

Inhaltsstoffe verschiedener Formuladiäten

In der folgenden Tabelle finden Sie eine Auswahl verfügbarer Formuladiäten mit den Nährwertangaben laut Hersteller. Es sind nur Produkte genannt, für die Nährwertangaben bezogen auf 100 g Pulver online zur Verfügung standen. Es handelt sich daher nicht um eine vollständige Liste aller verfügbaren Formuladiäten. Die Anordnung erfolgte nach steigendem Proteingehalt.

Für die Low-Carb-Ernährung, wie sie hier beschrieben wird, sind nur solche Produkte geeignet, die einen niedrigen Kohlenhydratgehalt, einen hohen Proteingehalt und einen geringen Energiegehalt haben. Wie Sie der Tabelle entnehmen können, variiert der Gehalt an Makronährstoffen in den unterschiedlichen Produkten erheblich.

Formuladiäten: Makronährstoffe, Energiegehalt und Eignung für eine Low-Carb-Ernährung

100 g Pulver	Protein (g)	Kohlenhydrate (g)	Fett (g)	Energie (kcal)	Low-Carb-Eignung
Modifast Drink Vanille	24,8	50,6	9,0	392	☹
Optifast home Drink Vanille	25,0	52,0	8,7	396	☹
Amapur Diät Shake Vanille	26,7	57,5	4,8	395	☹
Megamax Figur & Balance Diät-Drink Vanille	30,1	37,9	8,6	378	😐
Slimfast Vanille	39,5	95,9	8,2	630	☹
Precon BCM Vanille Shake	47,4	10,2	11,2	371	😐
Doppelherz Diät Shake Vanille	51,0	28,0	9,0	399	☺
Almased Vitalkost	53,3	30,5	2,0	354	☺
Multan Wellnesskost	54,0	28,0	0,9	350	☺

Bedarfsgerecht dosieren

Eine kohlenhydratarme, proteinreiche und kalorienreduzierte Formuladiät hilft, die körpereigenen Fette abzubauen und trotz Gewichtsabnahme die Muskelmasse zu erhalten. Um die volle Wirkung zu erzielen, müssen Sie aber die für Sie richtige Menge zu sich nehmen. Orientieren Sie sich an den Dosierungshinweisen auf der Verpackung bzw. schauen Sie auf die Produktseiten im Internet.

Das in unseren Untersuchungen verwendete Produkt Almased Vitalkost wurde in der Studie Kempf et al. 2015 folgendermaßen dosiert: Zunächst wurde das Normalgewicht bestimmt:

- Faustformel: Körpergröße in cm minus 100 ergibt das Normalgewicht in kg; bei 170 cm Größe sind das also 170 minus 100 = 70 kg Normalgewicht.
- Die Studienteilnehmer haben dann pro kg Normalgewicht 1 g Pulver pro Shake-Mahlzeit zu sich genommen. Bei 70 kg Normalgewicht also 70 g Pulver pro Shake.

Das hört sich jetzt komplizierter an, als es ist. Sie brauchen einfach nur Ihre Körpergröße in cm minus 100 zu rechnen, dann haben Sie bereits Ihre individuell richtige Pulvermenge pro Mahlzeit: Wenn Sie 168 cm groß sind, benötigen Sie 68 g Pulver pro Shake-Mahlzeit, wenn Sie 167 cm groß sind, 67 g usw. Wenn Sie eine Gramm-genaue Küchenwaage besitzen, verwenden Sie diese zur exakten Bestimmung.

Wenn Sie es nicht ganz so genau nehmen wollen, können Sie sich auch an folgender Tabelle orientieren und zum Abmessen einen gehäuften Esslöffel (fasst etwa 10 g Pulver) verwenden.

Den Shake richtig zubereiten

Rühren Sie die für Sie individuell richtige Menge an Formulapulver mit kaltem oder höchstens lauwarmem Wasser in einem Glas an oder verwenden Sie einen Shaker zum Mixen. Zur geschmackli-

So viel Vitalkost-Pulver benötigen Sie pro Portion

Ihre Körpergröße	Portionsgröße	Menge
ab 150 cm	5 gehäufte Esslöffel	50 g
ab 160 cm	6 gehäufte Esslöffel	60 g
ab 170 cm	7 gehäufte Esslöffel	70 g
ab 180 cm	8 gehäufte Esslöffel	80 g

chen Abwechslung kann der Shake auch mit verschiedenen Teesorten angerührt werden (z. B. Grüntee oder Roibuschtee); lassen Sie den Tee nach dem Kochen aber so lange abkühlen, dass er nur noch lauwarm ist, damit die Inhaltsstoffe des Formulapulvers nicht zerstört werden.

In jeden Shake rühren Sie bitte 1 Esslöffel hochwertiges Pflanzenöl ein. Am besten kalt gepresstes Raps-, Soja-, Walnuss- oder Olivenöl.

Da die meisten Formulapulver relativ geschmacksneutral sind, können Sie den Shake bei Bedarf variieren. Mit Kräutern, Gemüse und Gewürzen zaubern Sie sich ganz schnell Ihre Lieblingsvariation (Seite 118). Auch zuckerarme Beerenfrüchte und diverse Getränke, von Mandel- über Kokosmilch, bringen Abwechslung in Ihre Shakes. Aber bitte bedenken Sie: Alles, was süß schmeckt, enthält auch Zucker in irgendeiner Form!

Was tun bei Hunger?

Ein Shake sättigt normalerweise für 4–6 Stunden und auch die Rezepte sind so entwickelt, dass sie anhaltend satt machen. Der Normalfall sollte also tatsächlich sein, dass Sie täglich drei Mahlzeiten bzw. Shakes als Mahlzeitenersatz zu sich nehmen und ansonsten nichts essen. Doch wenn Sie zwischendrin dennoch Hunger quält, versuchen Sie es zunächst mit einem kleinen Trick. Trinken

Sie ein Glas Wasser oder eine andere kalorienfreie Flüssigkeit, z. B. einen Becher Kräutertee, damit halten Sie noch eine Weile bis zur nächsten regulären Mahlzeit durch. Oder Sie knabbern Nüsse oder etwas Gemüse wie Möhrenstücke, Paprikastreifen, Selleriestangen, Gurkenstücke etc. Ein Stück Obst ist in so einem Falle eher kontraproduktiv, weil der enthaltene Zucker den Appetit nur weiter anregen würde. Wenn Sie richtiger Hunger quält, vor allem am Abend, dann bitte nicht mit knurrendem Magen zu Bett gehen, sondern noch einen weiteren Shake (50–60 g im 250 ml Glas) einnehmen; dies macht ruhig für die Nacht, lässt Sie ohne Hunger einschlafen und hält Ihren Insulinspiegel niedrig.

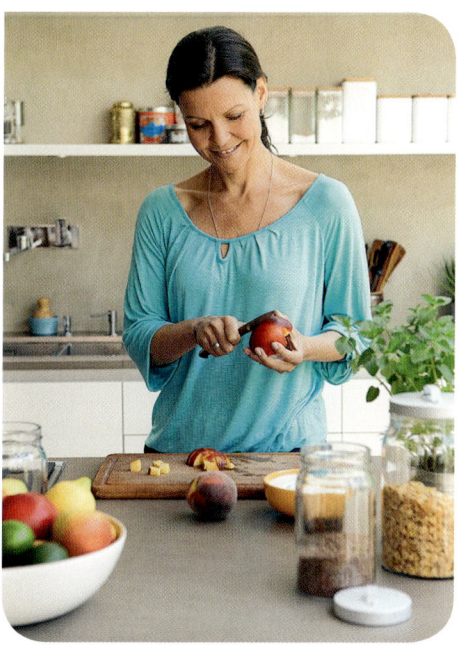

Welche Erfolge erzielen Formuladiäten in Studien?

Die Effekte unterschiedlicher Formuladiät bei Typ-2-Diabetes wurden in mehreren kleinen Studien untersucht, von denen wir Ihnen hier einige vorstellen wollen.

Schon 1986 wurde gezeigt, dass eine Formuladiät innerhalb einer relativ kurzen Zeit dramatische Wirkungen hat. Bei den zehn teilnehmenden übergewichtigen Typ-2-Diabetikern fiel der Nüchternblutzuckerwert während der 36-tägigen Studiendauer von anfänglich 291 auf 95 mg/dl ab; der HbA_{1c}-Wert sank von 13,1 auf 8,8 %. Allerdings ernährten sich die Teilnehmer während dieser Zeit auch extrem kalorienreduziert mit einer Formuladiät, die nur 300 kcal/Tag, aber 30 g Protein enthielt (Henry et al. 1986).

In einer italienischen Studie erbrachte bereits die Ernährung mit einer sehr kalorienarmen, aber proteinreichen Formuladiät über nur 15 Tage ähnliche Effekte (Rotella et al. 1994).

Proteinreich und kohlenhydratarm ist die beste Kombination: Im Rahmen einer Studie in der Al-Shaab-Klinik, Kuwait, wurden 363 übergewichtige oder adipöse Personen für eine 24-wöchige Diät-Intervention rekrutiert (Hussain et al. 2012). Von diesen hatte ca. ein Drittel einen Typ-2-Diabetes. Die Teilnehmer konnten nach Belieben zwischen einer Diät mit geringem Kohlenhydratanteil und einer konventionellen niedrig-kalorischen Diät wählen. Beide Diäten wirkten sich günstig auf sämtliche untersuchten Parameter aus. Interessanterweise waren jedoch die Veränderungen in der Gruppe mit der Diät mit geringem Kohlenhydratanteil signifikant stärker ausgeprägt als in der Gruppe mit der niedrig-kalorischen Diät.

Aber sind diese vielversprechenden Ergebnisse auch von Dauer? Ja! In einer entsprechenden Untersuchung mit 36 übergewichtigen Typ-2-Diabetes-Patienten war die diabetische Stoffwechsellage sogar noch nach einem Jahr bei der Gruppe mit Formuladiät (acht Wochen) deutlich besser als bei der Gruppe, die nur eine Verhaltenstherapie gemacht hatte (Wing et al. 1991).

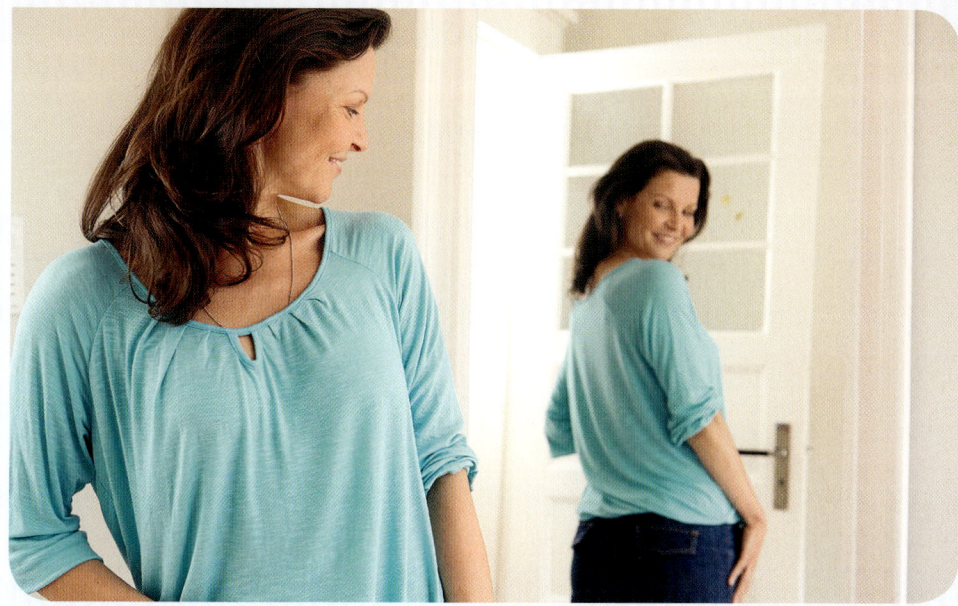

Ebenfalls mit einer achtwöchigen Diät, bestehend aus 750 kcal/Tag, waren bei 40 übergewichtigen Typ-2-Diabetikern nach einem Jahr bessere Glukoseparameter nachweisbar (Dhindsa et al. 2003).

Auch kürzere Interventionen scheinen günstige Langzeiteffekte zu zeigen: So reichte eine 30-tägige Formuladiät bei 18 Personen mit Typ-2-Diabetes aus, um noch 18 Monate später eine signifikante Verbesserung in den metabolischen Parametern nachweisen zu können, obwohl die Medikamente reduziert worden waren (Jazet et al. 2007).

Aktuelle Forschungsergebnisse: 2011 wurde eine Arbeit publiziert, die das Thema der niedrig-kalorischen Kost mithilfe einer Formuladiät in den Blickpunkt des Forschungsinteresses rückte (Lim et al. 2011). Die Studienautoren prüften, ob sich durch eine kalorienarme Formuladiät, neben der verminderten Insulinresistenz

auch die Funktion der Beta-Zellen in der Bauchspeicheldrüse, die für die Insulinproduktion zuständig sind, verbessert.

Dazu ernährten sich 11 Typ-2-Diabetes-Patienten über einen Zeitraum von 8 Wochen mit einer Formuladiät, die aus 46,4 % Kohlenhydraten, 32,5 % Protein und 20,1 % Fett bestand, ergänzt durch Vitamine und Mineralstoffe. Diese flüssige Kost wurde durch drei Mahlzeiten von stärkearmem Gemüse ergänzt, sodass die tägliche Kalorienaufnahme 600 kcal betrug. Als Kontrollgruppe dienten acht Personen ohne Diabetes.

Bereits nach einwöchiger Kalorienreduktion normalisierte sich bei den Diabetikern der Nüchternblutzuckerwert. Im Studienverlauf sank der basale Insulinwert ab. Die erwünschte Insulinausschüttung nach Zuckerverzehr normalisierte sich dagegen; also hatten sich tatsächlich auch die Beta-Zellen erholt und funktionierten wieder.

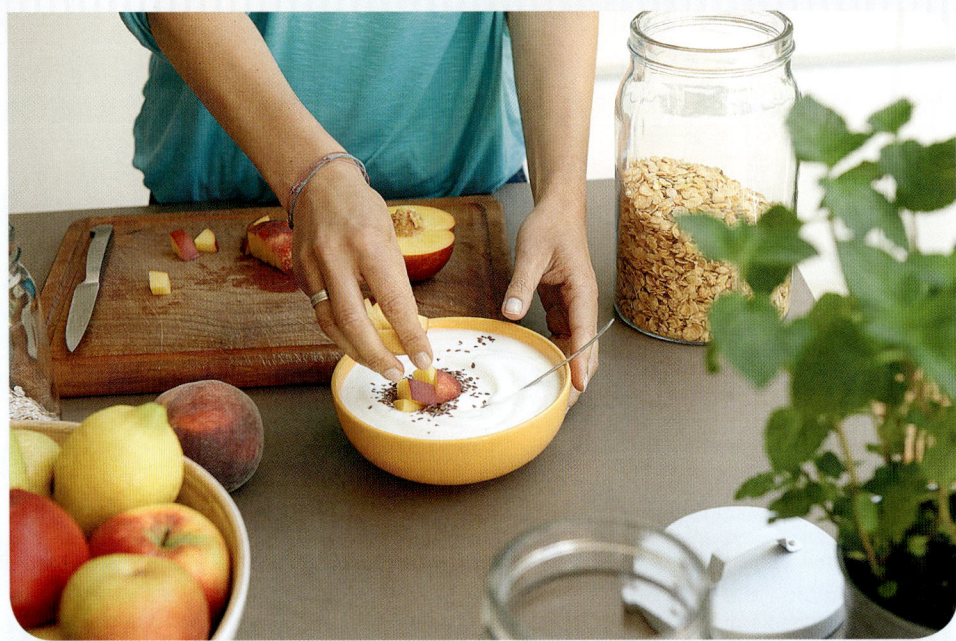

Die Verbesserung der Insulinausschüttung nach Kohlenhydrat-Verzehr – und damit die Genesung der Beta-Zellen – wurde wenig später in einer Studie an Typ-2-Diabetes-Patienten nach einer nur 7-tägigen Diätintervention von 400 kcal/Tag bestätigt (Malandrucco et al. 2012).

Die genannten Studien haben starke Effekte erzielt, waren aber für die Teilnehmer sicherlich nicht sehr angenehm, weil ein Kaloriengehalt von 300–400 kcal pro Tag ausgesprochen asketisch ist – satt wird man davon nicht. Unser Programm ist daher auf eine mäßige Kalorienreduktion, dafür längerfristig, ausgerichtet.

Eigene Untersuchungen: In unseren eigenen Untersuchungen haben wir ein realistisches Programm erprobt: An der ersten 12-wöchige Studie nahmen 22 übergewichtige Typ-2-Diabetiker teil, die obwohl sie täglich mehr als 100 IE Insulin spritz-

ten, keine zufriedenstellende Blutzuckereinstellung erreichten (Kempf et al. 2013). Während der ersten Woche nahmen die Probanden täglich drei Shake-Mahlzeiten ein bestehend aus einer proteinreichen Formuladiät mit 1100 kcal/Tag. Für weitere drei Wochen wurden nur noch zwei Mahlzeiten durch die Formuladiät ersetzt und ein proteinreiches Mittagessen eingenommen. In der 5. bis 12. Woche wurde lediglich das Abendessen ersetzt.

Bereits nach einer Woche sank der tägliche Insulinbedarf von 147 auf 91 IE; nach 12 Wochen betrug er 65 IE. Parallel reduzierten sich HbA_{1c}-Wert und Körpergewicht signifikant. Nach 1½ Jahren waren die täglich gespritzte Insulindosis und das Körpergewicht immer noch signifikant niedriger als bei Studienbeginn. Teilnehmer, die die Ersatzkost auch nach Studienende verzehrten, konnten ihren HbA_{1c}-Wert, ihr Körpergewicht und ihren Insulinbedarf weiter

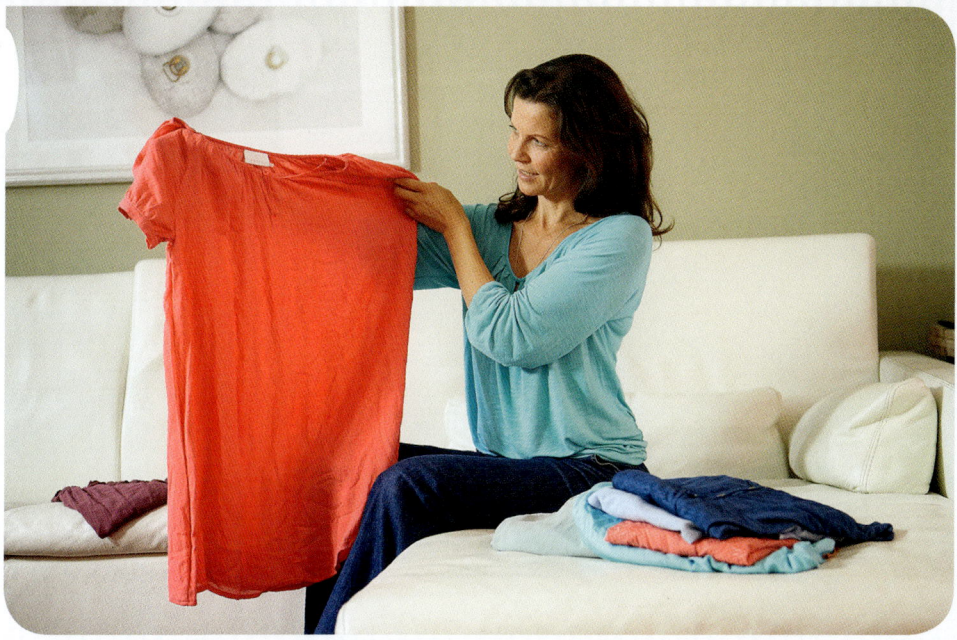

reduzieren. Bei zwei Teilnehmern konnte die Insulintherapie komplett abgesetzt werden.

Mit der proteinreichen Formuladiät wurde eine weitere 12-wöchige Studie durchgeführt (Kempf et al. 2015). Eine Gruppe von Probanden nahm eine Woche zu allen Mahlzeiten die Formuladiät zu sich. In den folgenden drei Wochen wurden zwei Mahlzeiten durch die Formuladiät ersetzt und in weiteren acht Wochen noch eine Mahlzeit. Eine weitere Gruppe führte eine moderatere Diät durch: Über vier Wochen wurden täglich zwei Formuladiät-Mahlzeiten und eine normale Mahlzeit verzehrt und anschließend acht Wochen eine Formuladiät-Mahlzeit und zwei normale Mahlzeiten pro Tag.

Es handelte sich um übergewichtige Probanden, bei denen durchschnittlich seit mehr als zehn Jahren Diabetes bestand. 94 Patienten (86 %) hielten bis zum Ende durch. Auf diese Weise gelang in der Gruppe mit stringentem Diätregime rein diätetisch eine HbA_{1c}-Reduktion um 0,9 % nach 12 Wochen sowie eine Gewichtsreduktion um 9,9 kg. Gleichzeitig konnten die Patienten ihre antidiabetische Medikation signifikant reduzieren und die tägliche Insulindosis nahezu halbieren.

Selbst nach einem Jahr blieben die erzielten Erfolge weitestgehend erhalten. Die ehemaligen Probanden nahmen auch nach dem 12-wöchigen Programm noch weiter ab und gaben an, dass sich ihr Essverhalten durch die Studienteilnahme signifikant verbessert hätte: Sie würden bewusster essen und könnten Hungergefühle besser aushalten. Ein Viertel der Teilnehmer benötigte nach einem Jahr keinerlei Antidiabetika mehr!

In Bewegung kommen

Sie müssen keinen Marathon laufen oder andere sportliche Höchst-leistungen vollbringen. Es reicht vollkommen, wenn Sie sich mehr bewegen als bisher und das auch dokumentieren.

Für Ihren Blutzucker spielt es natürlich keine Rolle, ob Sie messen, wie viel Sie sich wann bewegen. Aber Ihrem Gehirn ist das nicht egal. Das ist nämlich dafür verantwortlich, dass Ihre sportliche Aktivität kein Strohfeuer ist, das genauso schnell verlischt, wie es entflammte. Weil die Motivation, das »Am-Ball-Bleiben«, so wichtig ist, machen wir Sie in einem weiteren Kapitel mit einem sehr wirksamen Motivationsprogramm als fünfte Säule vertraut.

Doch zunächst wollen wir in Bewegung kommen und schauen, wie man die eigenen sportlichen Fortschritte erfassen und so aufbereiten kann, dass sie ein echter Ansporn sind. Eine ganz einfache, aber sehr aussagekräftige Funktion vieler Smartphones oder kleiner Zusatz-geräte ist die Messung der Schritte pro Tag. Auch das Nutzen einer Spielkon-

sole kann Spaß machen und super moti-vieren.

Sind Sie eher ein Bewegungsmuffel?

Diabetes entsteht nicht von heute auf morgen, sondern erst dann, wenn lang-fristig Energiezufuhr und -verbrauch in einem Missverhältnis standen. Ein Typ-2-Diabetes ist also in jedem Falle auch ein Ausdruck des persönlichen Le-bensstils; vermutlich trifft die Bezeich-nung »Coach-Potato« eher zu als »drahti-ger Sportler«. Bewegung war also in den letzten Jahren eher nicht so Ihre Sache.

Und wenn Sie jetzt lesen, dass Bewegung unabdingbar ist und Ihnen angeblich gut-tut, denken Sie vielleicht: »Das stimmt für jeden anderen, aber nicht für mich!«

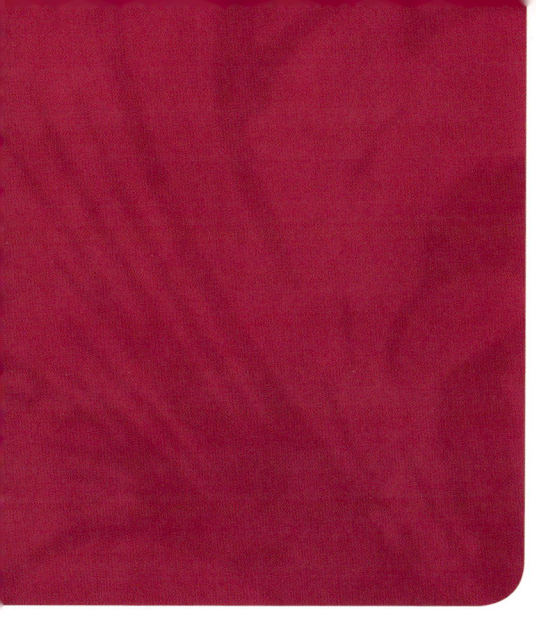

Lassen Sie es langsam angehen

Es geht überhaupt nicht darum, sportliche Höchstleistungen zu vollbringen. Das ginge auch gar nicht, da würde Ihr Körper sofort streiken, Sie würden nach kurzer Zeit die Lust verlieren oder sich womöglich verletzen. Damit die Bewegung heilsam ist, muss Sie natürlich an Ihren Trainingszustand und auch Ihr Gewicht angepasst sein. Wenn Sie sehr viel mit sich herumschleppen, sind Joggen oder andere Laufsportarten ungeeignet, weil insbesondere die Knie dann hohen Belastungen ausgesetzt wären. Schwimmen oder Aqua-Fitness sind gerade bei höherem Körpergewicht ideal, um gelenkschonend zu trainieren. Auch Spazierengehen, Nordic Walking oder Fahrradfahren sind geeignete Bewegungsarten. Beginnen Sie aber wirklich mit sehr kleinen Einheiten, damit der Körper sich an die ungewohnte Belastung anpassen kann. Je älter Sie sind und je länger Sie keinen Sport mehr betrieben haben, desto langsamer sollten Sie vorgehen. Klären Sie bitte im Zweifel auch mit Ihrem Arzt ab, welche Bewegungsarten für Sie infrage kommen und was es dabei zu beachten gilt.

Oder Ihnen kommen auch gescheiterte Versuche in den Sinn, mehr Sport zu treiben. Gerade wenn das Körpergewicht noch relativ hoch ist und der Trainingszustand eher niedrig, ist verständlich, dass sich die Begeisterung für Bewegung erst einmal in Grenzen hält. Dennoch gilt aber auch für Sie, dass Bewegung ein Teil Ihrer Natur ist.

Grundsätzlich funktionieren unsere Körpervorgänge nur, wenn wir uns bewegen. Je bewegungsärmer Ihr Alltag ist, desto statischer ist auch der Stoffwechsel. Fürs Erste müssen Sie also einfach mal glauben, dass Bewegung auch Ihnen guttut. Aber schon bald werden Sie tatsächlich spüren, dass es so ist. Alles kommt wieder in Fluss und Ihr Körpergefühl wird von Tag zu Tag besser. Gleichzeitig beeinflussen Sie so Ihren Diabetes und tun auch etwas für Gewicht, Herz und Kreislauf.

Eine zu intensive Belastung schadet nicht nur Ihrem Körper, sondern versetzt auch Ihrer Motivation einen starken Dämpfer, was kontraproduktiv wäre. Nur Ihr innerer Schweinehund würde sich freuen und triumphieren: »Siehst du, ich habe doch gleich gesagt, dass Sport nichts für dich ist.«

Nehmen Sie das Bewegungsausmaß, das Sie zurzeit haben, als Ausgangswert. Die Dauer oder Anstrengung steigern Sie dann in sehr kleinen Schritten. Da der Trainingszustand und die körperlichen Möglichkeiten jedes Menschen unterschiedlich sind, haben pauschale Zeiteingaben bei Ihrem (Wieder-)Einstieg in ein Bewegungsprogramm wenig Sinn.

Besorgen Sie sich einen Schrittzähler

Mit einem Schrittzähler, den Sie immer bei sich haben (Smartphone-App, entsprechendes Armband o. Ä.), haben Sie ein einfaches Messgerät, das alle Bewegungseinheiten, selbst das Treppenlaufen, dokumentiert. Am ersten Tag des 12-Wochen-Programms bewegen Sie sich wie gewohnt und schauen am Ende des Tages, wie viele Schritte Sie gemacht haben. Das ist Ihr Ausgangswert; streben Sie dann eine Steigerung um 100 Schritte pro Tag an. Gehen Sie einmal eine große Runde spazieren; Sie werden sehen, wie schnell so eine hohe Anzahl von Schritten zustande kommt und wie wenig man sich eigentlich bei alltäglichen Tätigkeiten bewegt.

Schrittzähler sind in verschiedensten Ausführungen auf dem Markt erhältlich, vom einfachen Anstecker am Gürtel bis zur High-Tech-Armbanduhr mit integrierter Herzfrequenzmessung, Statistiken zur Bewegung und zum Schlaf, dem Kalorienverbrauch und vielen weiteren Funktionen. Genauso groß wie die Funktionsbreite ist daher auch die Preisspanne. Es ist für die reine Messung der Schritte sicherlich nicht das teuerste Gerät notwendig, aber auf eine gewisse Qualität sollten Sie schon achten. Wenn sich der Schrittzähler, den Sie am Gürtel anstecken können, beispielsweise leicht löst oder bei Erschütterungen auf null zurückspringt, werden Sie nicht lange Freude daran haben. Falls es Sie interessiert, sich Ihre erlaufenen Schritte grafisch darstellen zu lassen oder gar die Wochenergebnisse mit Trainingspartnern über entsprechende Apps auszutauschen, dann wird das sicherlich motivierend wirken. Lassen Sie sich bei Bedarf von einem Fachhändler beraten, welches Gerät für Sie und Ihren persönlichen Gebrauch am besten geeignet ist.

Wir haben uns zu einer Sitz-Gesellschaft entwickelt

Die meisten Menschen führen Ihre Arbeit heutzutage im Sitzen aus; und auch viele andere Alltagstätigkeiten geschehen sitzend: Auto fahren, essen, fernsehen, telefonieren, lesen, im Internet surfen, chatten – bei all diesen Tätigkeiten sitzen wir; es gibt für uns immer weniger Gelegenheiten oder Erfordernisse, um uns zu bewegen. Dieser Trend ist für uns

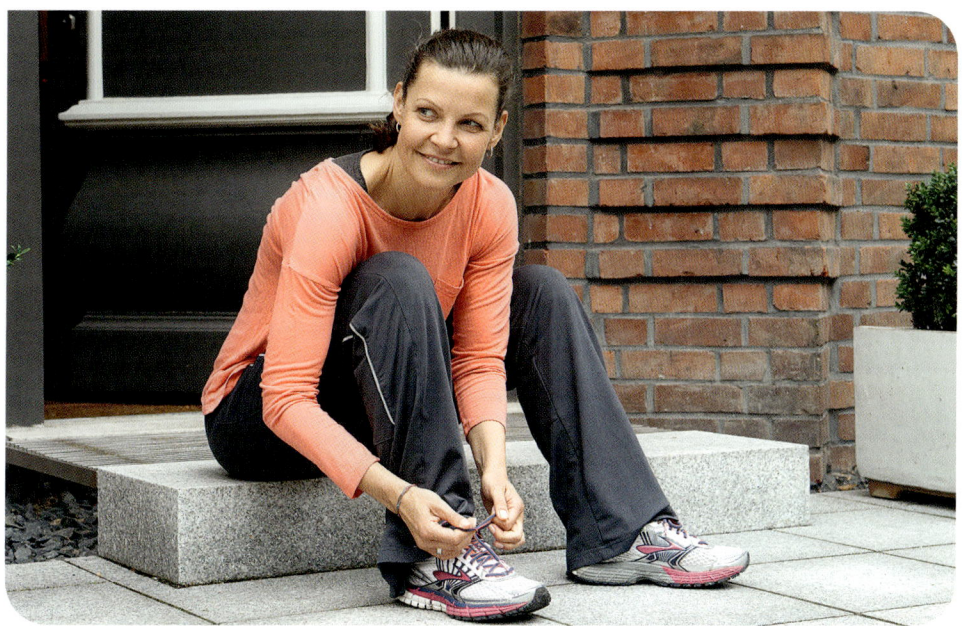

ausgesprochen ungesund. Je länger wir sitzend verbringen, desto höher ist unser Gesundheitsrisiko. Mit der Sitzdauer steigt u. a. das Risiko für Typ-2-Diabetes, Herz-Kreislauf-Ereignisse, Krebs und Sterblichkeit. Mit körperlicher Aktivität sagen Sie also nicht nur Ihrem Typ-2-Diabetes den Kampf an, sondern senken auch aktiv Ihr Risiko für Herz-Kreislauf-Erkrankungen und Krebs.

In einer australischen Studie (Dunstan et al. 2010) wurde festgestellt, wie verheerend sich allein das lange Hocken vor dem Fernseher auf unsere Gesundheit auswirkt. Pro Stunde Fernsehkonsum stieg die Gesamtsterblichkeit um 11 % und die Herz-Kreislauf-Sterblichkeit sogar um 18 %. Wenn man jetzt in Be-

tracht zieht, dass wir Deutschen durchschnittlich mehr als drei Stunden fernsehen, ergibt sich daraus eine Steigerung der Gesamtsterblichkeit um 33 % und der Herz-Kreislauf-Sterblichkeit um 54 %. Vergleicht man diese Werte mit der Sterblichkeit durch das Zigarettenrauchen, ist der dreistündige Fernsehkonsum genauso schädlich wie das tägliche Rauchen von zehn Zigaretten. Keine besonders angenehme Vorstellung.

Nur ein »bewegter« Tag ist ein guter Tag

Wenn Sie also meinen, ein Fernsehabend sei doch viel gemütlicher als ein Spaziergang im Park oder eine Runde mit dem

Fahrrad, denken Sie an die zehn Zigaretten! Machen Sie es sich leicht, in Bewegung zu kommen:

- Ihr Motto könnte von jetzt ab lauten: Nur ein »bewegter« Tag ist ein guter Tag.
- Suchen Sie sich schöne Strecken für Ihre Touren heraus.
- Verabreden Sie sich mit einem Mitstreiter oder starten Sie einen Wettbewerb mit Kollegen oder Freunden.
- Wenn Sie gern in Gesellschaft sind, nutzen Sie die Motivation in einer Sportgruppe.
- Auch das Besuchen eines Kurses unterstützt enorm. Sie lernen nicht nur eine neue Bewegungsart kennen, sondern erhalten auch persönliche Anleitung und trainieren mit Gleichgesinnten.
- Suchen Sie sich ein Fitnessstudio mit kompetenten Trainern in Ihrer Nähe.
- Planen Sie Ihre Bewegungseinheiten fest ein.
- Nutzen Sie die Erinnerungsfunktion Ihres Terminplaners oder Smartphones.
- Besorgen Sie sich spezielle Sportbekleidung, in der Sie sich wohlfühlen.
- Mit wind- und wasserabweisender Kleidung macht auch ein Spaziergang im Regen Spaß.
- Erledigen Sie alle kleinen Besorgungen von nun an mit dem Fahrrad.
- Nutzen Sie statt des Autos öffentliche Verkehrsmittel, um zur Arbeit zu kommen, das erhöht die tägliche Laufstrecke.
- Nehmen Sie die Treppe, statt mit dem Fahrstuhl zu fahren.

Was, wie viel, wie lange?

Idealerweise werden bei Ihrem Bewegungsprogramm Ausdauer und Kraft trainieren. Ausdauersportarten sind zum Beispiel Joggen, Radfahren, Nordic Walking, Inline-Skaten, Wandern usw. Training mit bzw. an Geräten im Fitnessstudio ist das klassische Krafttraining, aber die Muskelkraft wird auch bei allen anderen Sportarten in unterschiedlichem Ausmaß gesteigert.

Versuchen Sie auf lange Sicht, mindestens 2½ Stunden pro Woche körperlich aktiv zu werden; es darf natürlich auch gern mehr sein. Idealerweise betreiben Sie dabei unterschiedliche Sport- bzw. Bewegungsarten. Wie schnell Sie dieses Ziel ansteuern können, hängt von Ihrem jetzigen Trainingszustand ab. Mit zu ehrgeizigen Sportzielen tun Sie sich keinen Gefallen!

Gehen Sie von Ihrem jetzigen Zustand aus und steigern Sie diesen nur so langsam, dass keine Überforderung eintritt. Der Schrittzähler könnte Ihnen dabei gute Dienste leisten. Steigern Sie Ihre Bewegungsaktivitäten langsam, aber stetig, z. B. indem Sie jeden Tag 100 Schritte mehr tun. Laut der American Heart Association sollte das Ziel für jeden 10 000 Schritte pro Tag sein.

Wenn Sie nicht ganz bei null starten, sondern schon über etwas Kondition verfügen, ist ein Bewegungsprogramm, bei

Die Wii-Fit-Plus-Studie

In einer Studie konnten 220 bisher körperlich untätige Diabetiker allein durch die Bereitstellung einer Wii-Spielkonsole mit dem interaktiven Bewegungsspiel Wii Fit Plus dazu angeregt werden, sich deutlich mehr zu bewegen (Kempf u. Martin 2013). Sie konnten so ihr Gewicht und den HbA_{1c}-Wert senken, während sich andererseits durch die Bewegung und das Spielen die Lebensqualität spürbar erhöhte: Die Diabetes-spezifische Belastung nahm ab, während die mentale Gesundheit und das subjektive Wohlbefinden anstiegen. Insgesamt ging auch die Anzahl der Patienten mit depressiver Verstimmung deutlich zurück. Interessanterweise gaben die Teilnehmer an, dass sie die Bewegungsspiele meist nicht allein, sondern zusammen mit ihrem Partner, mit Kindern oder Enkeln genutzt hätten.

dem Sie zwei- bis dreimal pro Woche für mind. 30 Minuten aktiv werden, bereits ein guter Erfolg.

Der Körper erinnert sich etwa 10–12 Stunden an Bewegung, was Sie beispielsweise daran merken, dass Sie nach einer abendlichen Sporteinheit am nächsten Morgen einen niedrigeren Blutzuckerspiegel haben.

Interaktive Bewegungsspiele

Interaktive Bewegungsangebote gibt es mittlerweile reichlich. Von DVDs mit Sportübungen über Internetseiten mit Bewegungsübungen bis hin zu interaktiven Bewegungsspielen für Spielkonsolen, die Sie an Ihr Fernsehgerät anschließen können, ist alles verfügbar. Vielleicht ist erst ein wenig Überwindung nötig, wenn diese Techniken neu für Sie sind. Die Erfahrung zeigt aber, dass sich viele Menschen mit solchen Bewegungsspielen erheblich leichter tun, in Schwung zu kommen.

Die oben dargestellten Studienergebnisse belegen einmal mehr, wie entscheidend regelmäßige Bewegung eine erfolgreiche Diabetesbehandlung unterstützen kann. Vielleicht ist so ein interaktives Bewegungsspiel genau das Richtige für Sie. Lassen Sie sich im Fachhandel beraten; das Bewegungsprogramm sollte leicht zu bedienen sein, unterschiedliche Bewegungsarten, Sportprogramme und individuelle Trainingspläne ermöglichen. Und vielleicht gelingt es Ihnen ebenfalls Familienmitglieder zu motivieren, um insgesamt mehr Bewegung in Ihren Familienalltag zu bringen.

Telemedizinische Unterstützung

Bei den telemedizinischen Angeboten, die wir Ihnen hier vorstellen, geht es weniger um Überwachung als vielmehr um Begleitung, Motivation und Unterstützung.

Zur Telemedizin gehört nicht nur die computergestützte Überwachung und Betreuung von Patienten, sondern es haben sich mittlerweile sehr viele Anwendungsfelder ergeben. Telemedizin kann heute bei der Diagnostik helfen, ist natürlich die ideale Methode, große Datenmengen zu erfassen und auszuwerten, und wird zum Teil auch schon von einigen Krankenkassen genutzt, um jeden Patienten individuell optimal zu versorgen, damit möglichst keine – teuren! – Folgekrankheiten entstehen.

Telemedizinisches Lebensstilinterventionsprogramm

Auch für Menschen mit Typ-2-Diabetes gibt es mittlerweile telemedizinische Unterstützung. Dabei hat sich u. a. das sogenannte telefonische Gesundheitscoaching

bewährt. In dem dazu durchgeführten 12-wöchigen Telemedizinischen Lebensstilinterventionsprogamm (TeLiPro-Studie, Seite 71) erzielten die Teilnehmer Gewichtsverluste von 6,1 kg; ihr Langzeit-Blutzuckerwert sank von durchschnittlich 8,3 % auf 7,2 % ab; die Medikamente konnten drastisch reduziert werden.

Zur TeLiPro-Studie gehörten nicht nur das Telefon-Coaching, sondern die Teilnehmer erhielten auch eine elektronische Waage, ein Blutzuckermessgerät und einen Schrittzähler sowie ein Starter-Paket der kohlenhydratarmen und proteinreichen Formuladiät. Die gemessenen Daten (Blutzuckerwerte, Gewicht, Schrittzähler) wurden direkt an ein Online-Portal des Westdeutschen Diabetes- und Gesundheitszentrums (WDGZ) übertragen, das nur der Teilnehmer selbst sowie die

enten mit Typ-2-Diabetes im Rahmen der ambulanten Diabetesversorgung bei der Lebensstilumstellung. Deutschlandweit kann man sich durch das Deutsche Institut für Telemedizin und Gesundheitsförderung (DITG) telemedizinisch betreuen lassen. Das DITG hat gemeinsam mit dem WDGZ das in diesem Buch beschriebene Diabetes-Programm im Rahmen der wissenschaftlichen TeLiPro-Studie untersucht.

Das DITG wurde im März 2013 gegründet. Dieses Institut hat sich auf die telemedizinische Versorgung und Betreuung von Menschen mit chronischen Erkrankungen spezialisiert. Dabei handelt es sich um eine neu geschaffene Struktur im Gesundheitswesen, die sich zum Ziel gesetzt hat, Hausärzte oder Fachärzte bei der Betreuung von Patienten zu unterstützen. Es bietet vielfältige telemedizinischer Dienstleistungen an, mit dem Ziel, den Betroffenen nachhaltig zu helfen und deren Lebensqualität zu verbessern.

Ärzte und Betreuer des WDGZ einsehen konnten. Fielen beispielsweise die Blutzucker-Messwerte ungewöhnlich hoch aus, kontaktierte ein Gesundheits-Coach den Teilnehmer, um Auslöser und mögliche Maßnahmen zu besprechen. Im regelmäßigen telefonischen Kontakt hat der Gesundheitscoach den Teilnehmer bei den erforderlichen Lebensstiländerungen begleitet.

WDGZ und DITG: unterstützende Angebote

Bei der Umsetzung des Diabetes-Programms, wie es in diesem Buch beschrieben wird, stehen Ihnen unterschiedliche Unterstützungsmöglichkeiten zur Verfügung. Sollten Sie in der Region Düsseldorf wohnen, können Sie sich direkt an das WDGZ wenden. Dieses unterstützt Pati-

Betreuung durch das DITG

Wenn Sie sich für die Betreuung durch das DITG entscheiden sollten, erhalten Sie ein Informationspaket, in dem das Programm im Detail noch einmal erklärt wird, und zusätzliche Informationen für Ihren Hausarzt oder Diabetologen. Das Programm kann bei Ihnen nur gestartet werden, wenn Sie einen speziellen Fragebogen zu den Vorerkrankungen ausgefüllt und die Ergebnisse der vergangenen Routineblutabnahmen an das DITG übersandt haben. Dann erhalten Sie spezielle Geräte zur Messung von Blutzucker, Gewicht und Schritten, die in der Lage sind, die gemessenen Werte direkt an das Datenportal des DITG zu übermitteln. Die dazu verwendete Technologie wurde zusammen mit dem Fraunhofer Institut entwickelt und garantiert einen sicheren Datentransfer. Der persönliche Coach, eine erfahrene Diabetesberaterin, hat Zugang zu diesen Daten und kann diese einsehen. In den regelmäßigen Telefonaten erhalten Sie anhand dieser Daten viele Tipps und Ratschläge, wie Sie den Typ-2-Diabetes durch eine Lebensstiländerung optimieren.

Telefon-Coaching

Im Telefonat wird der Coach mit Ihnen Ihre derzeitige Gesundheitssituation besprechen. Gemeinsam werden Sie erörtern, welche Umstände die Diabetesentstehung begünstigt haben könnten und welche Maßnahmen getroffen werden könnte, um die Situation umzukehren. Konkret werden Sie Ziele für die Umgestaltung Ihres Lebensstils vereinbaren. Der Gesundheitscoach wird Ihnen dazu Vorschläge machen und hilfreiche Tipps geben. Die Telefontermine vereinbaren Sie individuell entsprechend Ihres Terminkalenders, wobei die ca. 20-minütigen Gespräche in der Anfangsphase engmaschiger, in der späteren Phase dann in größeren Abständen erfolgen.

Wie auch in diesem Buch beschrieben, startet das TeLiPro mit der speziellen Formuladiät, die die Teilnehmer in der ersten Woche ausschließlich zu sich nehmen sollen. Speziell bei Personen mit Insulintherapie ist die telemedizinische Beratung in enger Abstimmung mit dem Hausarzt notwendig, da man die Insulindosis bereits in den ersten Tagen reduzieren muss. Wenn in der zweiten Woche wieder mit der normalen Kost gestartet wird, können durch die telefonische Betreuung wertvolle Hinweise auf Ernährungsfehler gegeben werden. Allein die Tatsache, dass sich Ihr Coach Ihre Gewichts- und Aktivitätsdaten regelmäßig anschaut und mit Ihnen bespricht, ist eine große Unterstützung.

Selbst langjährige Diabetiker profitieren von TeLiPro

Die TeLiPro-Studie (Seite 71) wurde mit Personen durchgeführt, die bereits eine Diabetesdauer von über 11 Jahren aufwiesen. Wenn das Programm bei Patienten eingesetzt wird, die noch keinen so ausgeprägten Diabetes haben, besteht sogar die Möglichkeit, den Diabetes komplett zu besiegen. So haben wir in der Deutschen Medizinischen Wochenschrift zwei Fälle beschrieben, in denen das TeLiPro dazu geführt hat, dass alle Medikamente abgesetzt werden konnten. Einer der Patienten, der zu Beginn einen HbA$_{1c}$ von 8,5 % aufwies – trotz maximaler Dosierung von Metformin und Glimepirid –,

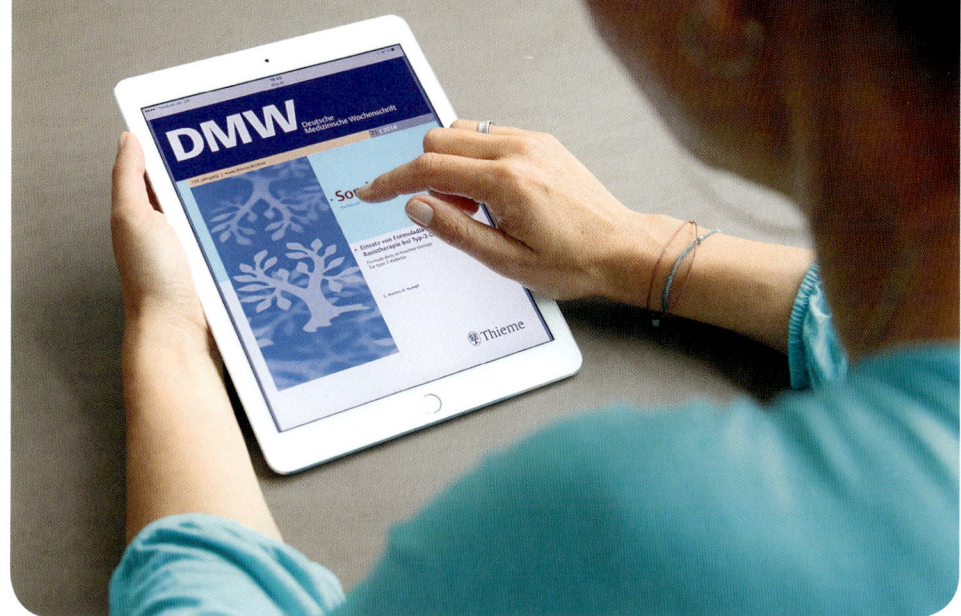

hat sogar zwei Jahre nach Beginn des Te-LiPro im Blutzuckerbelastungstest komplett unauffällig Werte gezeigt. Diese Erfolge sind eine große Motivation für die Betroffenen, den neuen Lebensweg konsequent weiterzugeben.

Wer trägt die Kosten?

Doch das öffentliche Gesundheitssystem findet diese Ergebnisse nicht so gut, denn durch die derzeitige Kostenregelung profitieren die gesetzlichen Krankenkassen von Kranken und nicht von Gesunden. Wenn es einem Patienten gelingt, die Insulintherapie zu beenden, verliert die Krankenkasse hohe Ausgleichzahlungen. Noch »schlimmer« ist es, wenn der Patient den Diabetes besiegt, dann könnte er aus dem DMP Typ-2-Diabetes (Seite 34) fallen, was weitere finanzielle Einbußen für die gesetzlichen Krankenkassen zur Folge hätte. Wir haben eben Krankenkassen und keine Gesundheitskassen …

Trotz dieser Probleme haben verschiedene private sowie einige Betriebskrankenkassen damit begonnen, ihren Versicherten das TeLiPro im Rahmen von Pilotprojekten zu bezahlen. Das TeLiPro eignet sich auch für eine Gewichtsabnahme bei anderen Erkrankungen wie beispielsweise dem Metabolischem Syndrom, Bluthochdruck oder Fettstoffwechselstörungen. Auch kann das TeLiPro für die betriebliche Gesundheitsförderung eingesetzt werden. Die Provinzial Versicherung Rheinland, aber auch die Stadt Düsseldorf nutzen bereits das TeLiPro für ihre Mitarbeiter.

Das DITG bietet das Programm aber auch für Selbstzahler an. Weitere Informationen finden Sie auf der Internetseite des DITG unter www.ditg.de. Wenn Sie Interesse an der telemedizinischen Betreuung durch das DITG haben, können Sie alternativ auch versuchen, dies durch Ihre Krankenkasse im Rahmen einer Einzelfallentscheidung finanzieren zu lassen.

Was bringt tele-medizinisches Coaching?

Zu dieser Fragestellung haben wir mehrere Untersuchungen durchgeführt, von denen wir Ihnen hier zwei vorstellen wollen. An der ersten Studie nahmen stark übergewichtige Probanden ohne Diabetes teil.

Die zweite hier geschilderte Studie wurde mit Menschen durchgeführt, die bereits an fortgeschrittenem Typ-2-Diabetes litten. In beiden Untersuchungen konnten die Teilnehmer beeindruckende Verbesserungen erzielen.

Telemonitoring plus Telefon-Coaching. In einer 12-wöchigen Studie wurde die Wirksamkeit eines telemedizinischen Coachings bei 180 Angestellten überprüft (Martin et al. 2013). Die Teilnehmer waren durchschnittlich 45 Jahre alt, übergewichtig (BMI: 33–34) mit einem Taillenumfang von im Mittel 110 cm. Es wurden 3 Gruppen gebildet. Die Teilnehmer der Telemonitoring- und der Telecoaching-Gruppe erhielten eine elektronische Waage und einen Schrittzähler, wobei die Messwerte automatisch an ein Online-Portal übertragen wurden, das vom Teilnehmer und vom Studienzentrum eingesehen werden konnte. Die Teilnehmer in der Telecoaching-Gruppe wurden zusätzlich einmal wöchentlich angerufen, um die Messergebnisse, Ziele und Maßnahmen zu besprechen. 60 weitere Teilnehmer dienten als Kontrolle.

Telemonitoring plus Telefon-Coaching erzielte die größten Effekte; in dieser Gruppe nahmen die Patienten durchschnittlich 3,7 kg ab. In der reinen Telemonitoring-Gruppe lag der Gewichtsverlust bei 2,5 kg; und auch die Teilnehmer, die die Kontrollgruppe bildeten, waren allein durch die Teilnahme an der Studie, obwohl sie keine weitere Unterstützung erhielten, so motiviert, dass sie 0,9 kg abnahmen. Wenn man weiß, dass die Studie von September bis Dezember durchgeführt wurde, also einer Jahreszeit, in der viele eher an Gewicht zulegen, sind die Gewichtsverluste beachtlich. Im Vergleich zu den Kontrollen verbesserten die Personen in der Telecoaching-Gruppe auch signifikant den BMI, den Taillenumfang, den Blutdruck und das Gesamtcholesterin.

Die TeLiPro-Studie. Welche Effekte erzielt ein telemedizinisches Lebensstilinterventionsprogramm (TeLiPro) bei Menschen mit fortgeschrittenem Typ-2-Diabetes (Kempf et al. 2016)? Diese Fragestellung wurde in einer größeren Studie untersucht. Es nahmen 202 Patienten teil, deren Diabetes schon durchschnittlich 11 Jahre bestand und die zwei oder mehr unterschiedliche Antidiabetika einnahmen. Das mittlere Alter lag bei 59 Jahren, der BMI bei 36 kg/m^2 und der HbA$_{1c}$ bei 8,3 %. Es wurden zwei Gruppen gebildet. Die Teilnehmer der Kontrollgruppe erhielten eine Waage und einen Schrittzähler und blieben in der Routineversorgung. Die TeLiPro-Gruppe erhielt zusätzlich 12 Wochen telemedizinisches Coaching mit medizinisch-mentaler Motivation, eine Formuladiät (Almased Vitalkost) und führte ein strukturiertes Programm zur Selbstkontrolle des Blutzuckers durch.

Die Teilnehmer aus beiden Gruppen haben dann in der Folge die Routineblutabnahmen, die im Rahmen der DMP-Untersuchung beim Hausarzt oder Diabetologen erfolgen, an das DITG übersandt. Die Ergebnisse, die im Frühjahr 2016 erstmals bei der Jahrestagung der Deutschen Diabetesgesellschaft in Berlin vorgestellt wurden, zeigen für die TeLiPro-Gruppe im Vergleich zu der Gruppe mit der geringen Intervention dramatische Effekte.

Der HbA$_{1c}$ sank um 1,1 %. Nach drei Monaten war der HbA$_{1c}$ in der TeLiPro-Gruppe um 1,1 % abgefallen, während die Reduktion in der Kontrollgruppe nur bei 0,3 % lag. Auch nach einem Jahr lagen die HbA$_{1c}$-Werte in der TeLiPro-Gruppe um 0,7 % niedriger als zu Beginn, während die Kontrollgruppe wieder den Ausgangswert erreicht hatte. Der tatsächliche blutzuckersenkende Effekt von TeLiPro war größer als die gemessene Reduktion um 1,1 %, da bei vielen Patienten die Insulintherapie reduziert oder andere Diabetesmedikamente abgesetzt werden konnten.

Dramatische Gewichtsreduktion. Auch die Gewichtsentwicklung in den beiden Gruppen war signifikant unterschiedlich; während die TeLiPro-Gruppe in den ersten Monaten rund 6 kg Gewicht abnahm und das reduzierte Gewicht über ein Jahr halten konnte, war dies in der anderen Gruppe nicht der Fall. Die Patienten in der Kontrollgruppe erzielten nur einen Gewichtsverlust von 1 kg. In der TeLiPro-Gruppe verbesserten sich alle gemessenen Werte. Die Verbesserungen in der TeLiPro-Gruppe waren viel ausgeprägter als die in der Kontrollgruppe; die Unterschiede waren statistisch signifikant. Weitere positive Effekte konnten dabei auf Blutfette und Blutdruck nachgewiesen werden.

Der tägliche Insulinbedarf halbierte sich. Die anti-diabetische Medikation konnte aufgrund der verbesserten Stoffwechsellage in der TeLiPro-Gruppe stark reduziert werden; der tägliche Insulinbedarf sank um ca. die Hälfte. Die erzielten Verbesserungen blieben auch während der Nachbeobachtung über 52 Wochen stabil.

Motivationstraining

Warum fällt es uns so schwer, ungesunde Verhaltensweise abzulegen? Wie gelingt es, persönliche Ziele zu erreichen und langfristig etwas für unsere Gesundheit zu tun?

Die meisten Deutschen – nämlich 80% – halten Gesundheit für den wichtigsten Wert. In der Realität verhalten wir uns jedoch nicht so, als ob Gesundheit das Wichtigste für uns wäre. Ganz im Gegenteil, wenn wir nur unser Verhalten anschauen, könnte man meinen, Gesundheit sei uns eher egal. Wir essen viel mehr, als uns guttut, und vor allem auch viele Lebensmittel, von denen wir wissen, dass sie nicht gesund sind. Wir bewegen uns häufig viel zu wenig; unser Alltag ist oft voller Stress und vielleicht rauchen wir auch noch oder trinken gern zu viel Alkohol.

Das heißt, das was wir eigentlich wollen, entspricht oft in keiner Weise dem, was wir tatsächlich tun. Die erste Frage, die sich da aufdrängt, lautet: Warum ist das so? Welche Überzeugungen und Denkmuster verleiten uns zu ungesundem Verhalten? Warum verbringen wir häufig den Abend mit einer Tüte Chips vor dem Fernseher, obwohl wir genau wissen, dass es viel gesünder wäre, eine Runde durch den Park zu walken. Wieso verputzen wir ein Stück Kuchen oder Sahnetorte, während wir unserer Freundin erzählen, dass wir uns ernsthaft Sorgen um unsere Gesundheit machen, seitdem wir die Typ-2-Diabetes-Diagnose erhalten haben? Von außen betrachtet, ist dieses Verhalten komplett unlogisch. Es muss innere Mechanismen geben, die unseren Verstand aushebeln.

Den eigenen Einstellungen auf der Spur

Und diese Mechanismen gibt es tatsächlich, landläufig als »innerer Schweinehund« bezeichnet. In jedem von uns

stecken bestimmte Einstellungen und Überzeugungen, die es erschweren und manchmal sogar unmöglich machen, rationale Beschlüsse umzusetzen. Diese Denkmuster arbeiten oft im Verborgenen und sind sehr subversiv. Sie unterwandern geradezu unser Tun.

Was sagt Ihr innerer Schweinehund?

Die einzige Möglichkeit, solch verborgenen Denkmustern Herr zu werden, besteht darin, sie ans Licht zu bringen. Der erste Schritt besteht also darin, zu schauen, welche Einstellungen wir beispielsweise zur Gesundheit haben. Je nach Persönlichkeitstyp können das unterschiedliche Aussagen sein, denen aber allen gemein ist, dass sie unsere Gesundheitsbemühungen torpedieren. Im Folgenden finden Sie einige typische Ein-

stellungen. Gibt es darunter eine Aussage, die auch von Ihnen sein könnte? Nehmen Sie sich ruhig ein wenig Zeit, um nachzuforschen, was Ihr innerer Schweinehund üblicherweise sagt:

- Zweifelt er Ihre Disziplin oder Ihren Durchhaltewillen an? Typische Selbstaussagen wären dann: »Dazu fehlt mir die Disziplin«, »Das schaffe ich ohnehin nicht lange«, »Dazu bin ich zu schwach, das halte ich nicht durch.«
- Oder will er sich nicht an die Kette legen lassen und kämpft um seine Freiheit? Dann flüstert Ihr Schweinehund Ihnen Aussagen ein wie: »Ich will mich nicht auch noch in meiner kostbaren Freizeit an Vorgaben halten«, »Ich entscheide mich lieber spontan (dass ich auf der Couch sitzen bleibe)«, »Ich mache, was mir Spaß macht.«
- Oder suggeriert Ihr innerer Schweinehund Ihnen, dass gesundes Verhalten gleichbedeutend mit Verzicht ist und sagt: »Ich bin Genussmensch und lasse mir ungern etwas verbieten.«
- Vielleicht haben Sie ja auch einen inneren Schweinehund, der Sie davon überzeugt, dass grundsätzlich andere verantwortlich sind. Dann sind Ihr Arzt, die Umwelt, Ihre Mitmenschen, die Gesellschaft oder wer auch immer für Ihre Gesundheit verantwortlich, aber Sie selbst natürlich nicht; klar, dass Sie dann auch nichts machen müssen. Sie nehmen einfach die Medikamente, die Ihnen verschrieben wurden. Wenn sich Ihr Gesundheitszustand verschlechtert, können Sie nichts dafür. »Es liegt nicht

an mir, wenn ich krank werde«, »Dafür kann ich doch nichts«, »Ich tue nur, was mein Arzt mir gesagt hat.«

Verhalten folgt unbewussten inneren Einstellungen

Das Verhalten folgt immer dem Kopf. Wir verhalten uns im Alltag immer nach dem, wovon wir innerlich überzeugt sind. Es sind die Gewohnheiten, die in unserem Unterbewusstsein verankert sind. Dazu kommen unsere persönlichen Einstellungen, die unsere innere Haltung prägen und im Alltag in Bruchteilen von Sekunden unsere Reaktionen und Verhaltensweisen steuern.

Daher kommt auch die Aussage, dass der Mensch ein Gewohnheitstier ist. Und dies kann man sich zunutze machen: Die moderne Gehirnforschung und die Neurowissenschaften belegen, dass wir unsere Gewohnheiten verändern können. Grundlage dafür ist, dass wir eine neue Einstellung gewinnen. Nachhaltige Verhaltensänderungen beginnen also im Kopf. Die folgende Abbildung verdeutlicht diese Zusammenhänge.

Eigene gesundheitsförderliche Einstellungen finden

Wenn Sie herausbekommen haben, welche inneren Einstellungen Ihre Gesundheitsbemühungen unterwandern, wäre der zweite Schritt, neue Einstellungen und Überzeugungen zu finden, die zu gesundem Verhalten führen würden. Das sollten Aussagen sein, die gut zu Ihnen passen und die Sie sich wirklich zu eigen machen können. Allgemeine »Man sollte …«-Appelle haben nicht die Kraft, das Verhalten nachhaltig zu beeinflussen.

Gezielte Impulse für die Gesundheit

Unser Gehirn lernt durch Wiederholung. So wie wir eine Fremdsprache oder das Spielen eines Musikinstrumentes erlernen können, so können wir auch eine neue Einstellung für z. B. einen gesunden Lebensstil entwickeln.

Wer denkt: »Dafür habe ich keine Zeit.«, »Ich kann mich nicht aufraffen.«, »Das ist mir zu anstrengend.« oder »Ich esse, was mir schmeckt.«, der wird im Alltag vermutlich große Schwierigkeiten haben, dauerhaft einen gesunden Lebensstil zu pflegen.

Wer allerdings denkt: »Ich bin mir wichtig.«, »Meine Gesundheit ist mein höchstes Gut.«, »Ich finde immer die Zeit, um mich und meine Gesundheit zu kümmern.«, dem wird es sehr viel leichter fallen, gesund zu leben.

Um diese neuen Einstellungen zu finden und fest zu verankern, bedarf es des Trainings. In diesem Falle keines Muskeltrainings, sondern eines Motivations- oder

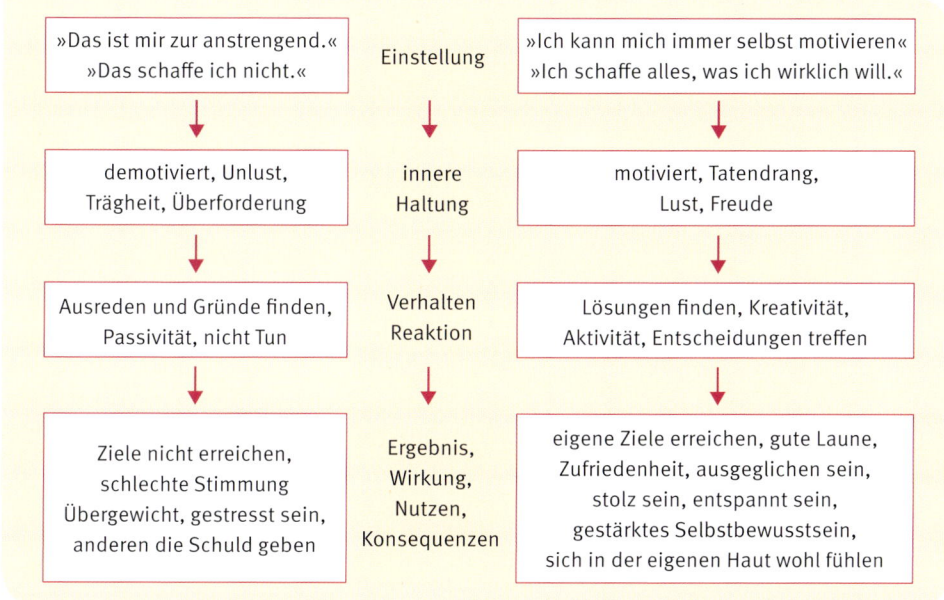

»Das ist mir zur anstrengend.« »Das schaffe ich nicht.«	**Einstellung**	»Ich kann mich immer selbst motivieren« »Ich schaffe alles, was ich wirklich will.«
demotiviert, Unlust, Trägheit, Überforderung	**innere Haltung**	motiviert, Tatendrang, Lust, Freude
Ausreden und Gründe finden, Passivität, nicht Tun	**Verhalten Reaktion**	Lösungen finden, Kreativität, Aktivität, Entscheidungen treffen
Ziele nicht erreichen, schlechte Stimmung Übergewicht, gestresst sein, anderen die Schuld geben	**Ergebnis, Wirkung, Nutzen, Konsequenzen**	eigene Ziele erreichen, gute Laune, Zufriedenheit, ausgeglichen sein, stolz sein, entspannt sein, gestärktes Selbstbewusstsein, sich in der eigenen Haut wohl fühlen

◆ Ihre inneren Einstellungen prägen Ihre innere Haltung und sind damit für Ihr Verhalten verantwortlich.

Mentaltrainings. Für das tägliche Üben der Motivationssätze reichen bereits 10–15 Minuten.

Mentales Selbstcoaching: Online-Plattform Just ME

Sich eine neue innere Einstellung anzueignen, ist sicherlich das Schwierigste bei der Lebensstilumstellung. Aber auch dazu können Sie sich Unterstützung holen, beispielsweise bei der Online-Trainingsplattform »Just ME«. Dieses Online-Angebot dient dem Motivationstraining in

strukturierter und geführter Weise. Hier werden schrittweise, wie in der Abbildung dargestellt, ungünstige Einstellungen gefunden und durch gesundheitsförderliche ersetzt. Jeder Anwender arbeitet eigenständig mit dem Online-Programm und wählt die Komponenten aus, die am besten zu ihm passen. Eigene bildhafte Vorstellungen und Wiederholungen führen bei geringem zeitlichem Aufwand zum Erfolg. Wie erfolgreiches Mentalcoaching für Menschen mit Diabetes funktionieren kann, haben wir in der Da-Vinci-Studie (Seite 78) untersucht. Das Just-ME-Programm ist eine Weiterentwicklung aus dieser Studie.

Das Just-ME-Training besteht aus einer genau abgestimmten Kombination verschiedener Komponenten des mentalen Selbstcoachings. Diese Module werden im Verlauf des Trainings nach und nach freigeschaltet, um den Anwender durch das Training zu führen.

Coach: Dieser Coach unterstützt den Anwender während des gesamten Trainings mit einer großen Vielfalt von Fragen und Aufgaben, die inspirierend und motivierend wirken. Der Coach führt und begleitet Sie, damit Ihr Weg zum Ziel leichter wird.

Erfolgstagebuch: Im Erfolgstagebuch werden Erfolge festgehalten. Es gibt Bewertungssysteme und Feedbacksysteme, um die eigene Entwicklung einfach und übersichtlich nachzuverfolgen.

Wochenplan: Im Wochenplan halten Sie Woche für Woche Ihre Aktivitäten und Aufgaben fest. So wissen Sie genau, was Sie tun, um Ihre persönlichen Ziele zu erreichen. Erreichte Ziele werden abhakt und der Zielerreichungsgrad grafisch dargestellt: Das motiviert zusätzlich!

Mentaltraining: In diesem Bereich werden die oben schon skizzierten ungünstigen Einstellungen ermittelt und eigene neue Motivationssätze gefunden. Dieser Bereich ist so strukturiert, dass man an jedem Tag genau die Unterstützung erhält, die man gerade benötigt.

Weitere Informationen finden Sie unter www.justme-coach.de.

Die Macht der Gewohnheit

Im Moment erscheint es Ihnen vermutlich so, dass die Macht der Gewohnheit Ihr Vorhaben, gesünder zu leben, erschwert. Vielleicht gehen Sie abends gewohnheitsmäßig zum Kühlschrank, um sich Ihr »Feierabendbier« zu holen, und nehmen auf dem Weg zum Fernseher noch eine Tüte Knabbergebäck mit, um dann den verdienten Feierabend einzuläuten. Eine lieb gewonnene Gewohnheit. Um die zu knacken, brauchen Sie eine »neue Gewohnheit«. Wie könnte die aussehen? Idealerweise ist darin gesundes Verhalten so geschickt verpackt, dass Ihnen dieses neue Ritual rasch ans Herz wächst. Das heißt, wenn Sie sich beispielsweise zu einem Abendspaziergang aufraffen, obwohl Ihr innerer Schweinehund Sie auf die Couch locken will, muss etwas dabei für Sie »herausspringen«, etwas, das Ihnen Freude macht. Das muss eine echte Belohnung sein. Mit dieser »List« lassen sich neue, gesunde Verhaltensweisen gut verankern; und wenn der Abendspaziergang, der Besuch im Schwimmbad oder die Joggingrunde erst einmal zum Alltagsritual geworden ist, ist die Macht der Gewohnheit auf Ihrer Seite.

Mit Motivationstraining unterstützen

In klassischen Schulungsprogrammen, die im Rahmen des DMP (Seite 34) stattfinden, erhalten Menschen mit ei-

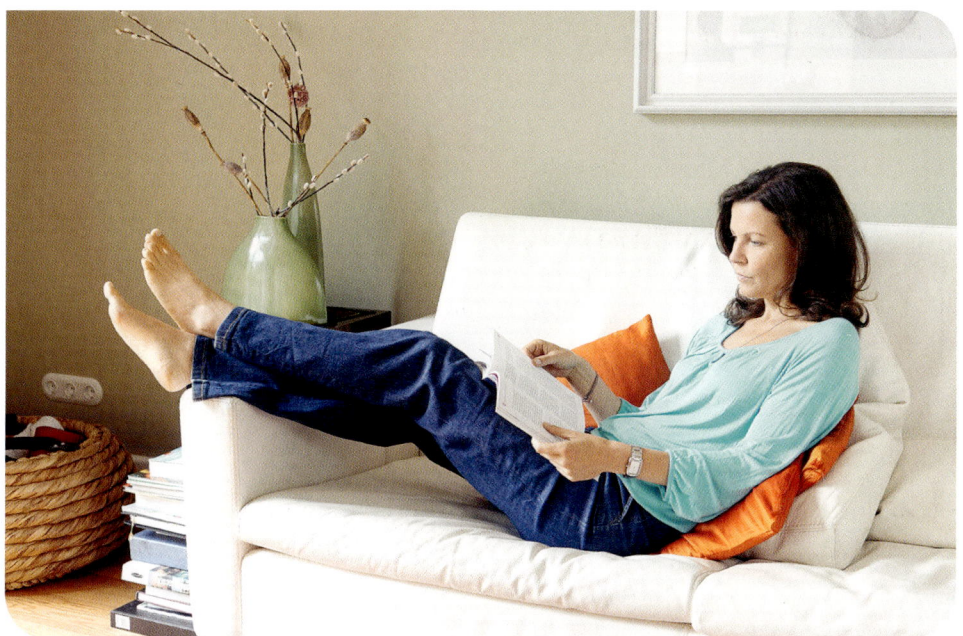

nem neu diagnostizierten Typ-2-Diabetes Basiswissen über die Erkrankung und werden im Umgang mit ihr geschult, zum Beispiel wird die Blutzuckermessung eingeübt. Aber eine Unterstützung bei der erforderlichen Lebensstiländerung gibt es bisher nicht. Die im Folgenden vorgestellte Da-Vinci-Studie konnte belegen, dass ein ergänzendes medizinisch-mentales Motivationstraining eine sehr wirksame Methode ist, um den Lebensstil und in der Folge auch die Stoffwechseleinstellungen nachhaltig zu verbessern.

In wissenschaftlichen Studien, die den Effekt von Lebensstilinterventionen auf die Stoffwechseleinstellung gemessen haben, wurden ebenfalls Ansätze zur Motivation verwendet. So konnte bei der Look-AHEAD (Action For Health in Diabetes)-Studie (Bray et al. 2006) gezeigt werden, dass der Typ-2-Diabetes durch Gewichtsabnahme und vermehrte kör-

perliche Aktivität sehr gut behandelt und manchmal sogar in die Vorstadien zurückgedrängt werden kann. Dazu wurden in der Interventionsgruppe regelmäßige Treffen inklusive intensiver Schulungen zur Verhaltensänderung durchgeführt, um eine Gewichtsabnahme durch verminderte Kalorienaufnahme und vermehrte körperliche Aktivität zu erreichen. Probleme der Lebensstiländerung wurden besprochen und Motivationselemente für die Aufrechterhaltung der Lebensstilintervention angewendet (Wadden et al. 2006). Die Kontrollgruppe hingegen erhielt ein ganz normales Schulungsprogramm für Typ-2-Diabetes.

Wir gehen davon aus, dass so ein medizinisch-mentales Motivationstraining nicht nur bei der Bekämpfung des Typ-2-Diabetes hilfreich ist, sondern bereits im Vorfeld als Prävention z. B. bei Übergewicht eingesetzt werden könnte.

Medizinisch-mentales Motivationstraining

Die Grundlage für eine langfristig erfolgreiche Diabetestherapie ist die dauerhafte Änderung des Lebensstils. Doch wie kann das tatsächlich gelingen? Motivationstraining kann dabei helfen.

Menschen mit Typ-2-Diabetes sollten ihre körperliche Aktivität steigern und ihr Gewicht reduzieren. Besonders für ältere und übergewichtige Menschen ist es aber oftmals ein großes Problem, ihren Lebensstil nachhaltig zu ändern. Viele Betroffene sind zwar grundsätzlich bereit, eine Umstellung ihres Lebensstils in Angriff zu nehmen, doch häufig schaffen sie es nicht aus eigener Kraft, sich zu motivieren bzw. auch längerfristig den geänderten Lebensstil beizubehalten. Lange gab es neben Schulungsprogrammen, die vornehmlich Basiswissen über den Typ-2-Diabetes vermitteln, keine medizinischen Motivationsprogramme, um die Betroffenen bei der Änderung des Lebensstils zu unterstützen.

Bereits seit vielen Jahren nutzen Spitzensportler spezielle Motivationsmethoden, um ihre Leistungen zu steigern. Ein hohes Maß an Selbstmotivation ist ebenfalls notwendig, wenn der eigene Lebensstil verändert und eingefahrene Verhaltensmuster

aufgegeben werden sollen. Es wäre daher eine logische Konsequenz, bei Übergewicht und Typ-2-Diabetes, die durch den Lebensstil bedingt sind, Motivationsprogramme zu nutzen. Dies könnte die Teilnehmer dabei unterstützen, nachteilige Gewohnheiten und Verhaltensweisen zu ändern, sich mehr zu bewegen und sich gesünder zu ernähren.

Die Da-Vinci-Studie: Wir haben ein Motivationstraining speziell für Menschen mit Typ-2-Diabetes entwickelt – Da Vinci genannt. In zwei Studien wurde nun untersucht, wie hilfreich dieses Programm für die Teilnehmer ist, das heißt, welche Verbesserungen sich durch die Teilnahme ergeben. Zunächst wurde in einer kleineren Untersuchung (Pilotstudie) an 19 Patienten mit Typ-2-Diabetes das Konzept überprüft (Martin et al. 2009).

An der größeren Studie nahmen 61 Patienten mit Typ-2-Diabetes teil, die in zehn

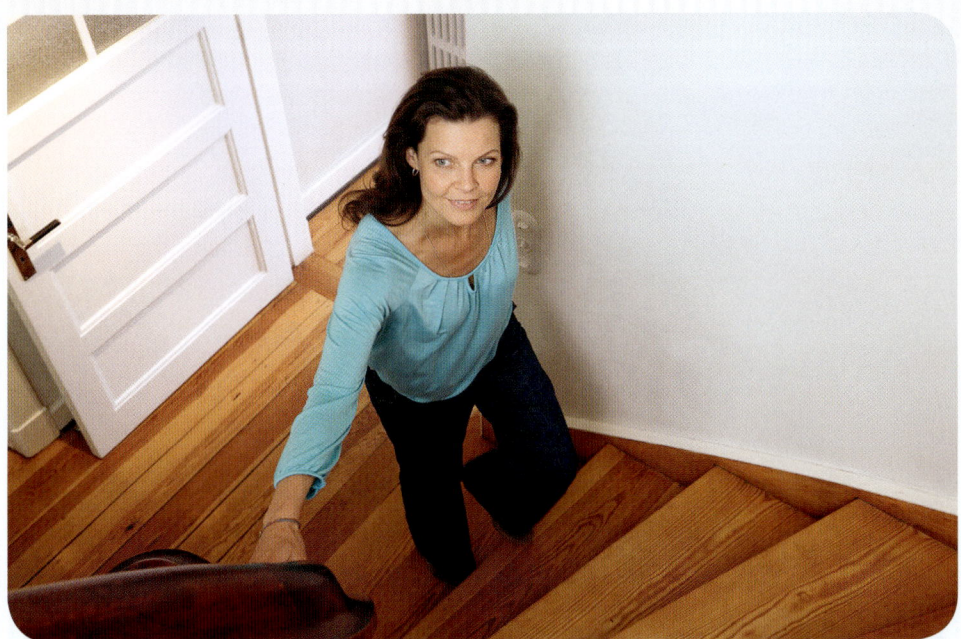

Zentren von Mentaltrainerinnen betreut wurden (Kempf et al. 2012). Die zu Mentaltrainerinnen ausgebildeten Diabetesberaterinnen informierten jeweils in den hausärztlichen Praxen, in denen sie tätig waren, geeignete Patienten über die Möglichkeit der Teilnahme am medizinisch-mentalen Motivationstraining.

Teilnehmen konnten Patienten mit Typ-2-Diabetes, die jünger als 75 Jahre waren, deren Diabetes noch nicht länger als zehn Jahre bestand und die an einer strukturierten DMP-Diabetesschulung teilgenommen hatten. Der Diabetes sollte noch nicht so weit fortgeschritten sein, dass ein Insulinbehandlung nötig war, und es sollten auch noch keine diabetischen Folgeerkrankungen bestehen.

Die Stoffwechseleinstellung wurde vor Beginn und bei Beendigung des dreimonatigen Programms sowie drei und sechs Monate nach Programmende beim behandelnden Arzt mit den gleichen standardisierten Methoden untersucht.

Nachteilige Gewohnheiten erkennen und ändern. Das medizinisch-mentale Motivationstraining Da Vinci soll Menschen mit Typ-2-Diabetes dabei helfen, eine selbstständige und damit nachhaltige Lebensstiländerung zu erreichen. Ziel dieses interaktiven Computerprogramms ist die Identifikation von Motivationshemmnissen und deren gezielte Überwindung. Im Rahmen des Programms werden neue Grundeinstellungen, Ziele und Überzeugungen – in der Summe eine neue innere Einstellung – durch Wahrnehmung der eigenen Lebenssituation trainiert. Das Ziel ist, auf relativ einfache Weise nachteilige Gewohnheiten und Verhaltensweisen zu ändern.

Es geht darum, eigenständig mehr Bewegung und Fitness sowie eine bessere und gesündere Ernährung im täglichen Leben umzusetzen. Die Effektivität des Trainingsprogramms konnte bereits erfolgreich in der genannten Pilotstudie gezeigt werden (Martin et al. 2009).

Wie das Programm funktioniert: Das Programm umfasst eine Eingangsanalyse und differenzierte Analyse- und Trainingseinheiten, die unter Anleitung in insgesamt vier Sitzungen zu zwei Stunden innerhalb von drei Monaten umgesetzt werden. Mithilfe einer Serie von ca. 50 Fragen wird analysiert, in welchem Bereich der Lebensgewohnheiten (Bewegung, Ernährung und Stressbelastung) das höchste Gesundheitsrisiko besteht. Zudem wird bestimmt, wie hoch das Gesundheitsbewusstsein und die generelle Veränderungsbereitschaft sind. Mit einer weiteren Fragen-Serie werden die Lebensgewohnheiten und inneren Einstellungen im Detail abgefragt, woraus besonders gesundheitsrelevante Punkte der Lebensführung und inneren Einstellung erkennbar werden.

Unter Anleitung des Mentaltrainers führt diese Eigenanalyse zur Identifikation der Verhaltensweisen mit dem höchsten Gesundheitsrisiko. Um hier zu einer Änderung der inneren Einstellung und der daraus resultierenden Verhaltensweise zu kommen, formuliert der Teilnehmer unter Anleitung wenige Motivationssätze, welche die bisher negative Haltung gegenüber »lästigen gesunden« Verhaltensweisen in eine positive umwandeln sollen. Diese Änderung der inneren Einstellung wird durch tägliches Üben der Motivationssätze für insgesamt 10–15 Minuten pro Tag trainiert.

Ergebnisse nach dem 12-wöchigen Programm: Von den 61 Teilnehmern vollendeten 48 das komplette Programm. Ihr Körpergewicht hatte sich um durchschnittlich 4,6 kg verringert. Drei Monate nach Beendigung des Programms war es noch weiter gesunken – um durchschnittlich 2,2 kg. Bei der Nachbeobachtung nach sechs Monaten wurde ein weiterer Gewichtsverlust von 0,8 kg beobachtet. Insgesamt hatten die Studienteilnehmer im Vergleich zum Beginn also durchschnittlich 7,6 kg abgenommen.

- Entsprechend sank der Body-Mass-Index (BMI) um 1,1 kg/m^2.
- Der Taillenumfangs verringerte sich um 3,5 cm.
- Der HbA$_{1c}$-Wert sank um 0,6 %.
- Die Triglyzeride fielen um 31,1 mg/dl.
- Der systolische Blutdruck reduziert sich um 4 mmHg und der diastolische Blutdruck um 3 mmHg.

Alle genannten Veränderungen waren hochsignifikant. Auch die Spiegel des Gesamt-, HDL- und LDL-Cholesterins verbesserten sich, jedoch ohne statistische Signifikanz.

Nachbeobachtungen: Die Nachbeobachtungen drei bzw. sechs Monate nach Beendigung des Programms zeigten, dass die erzielten Verbesserungen weitestgehend beibehalten bzw. sogar noch wei-

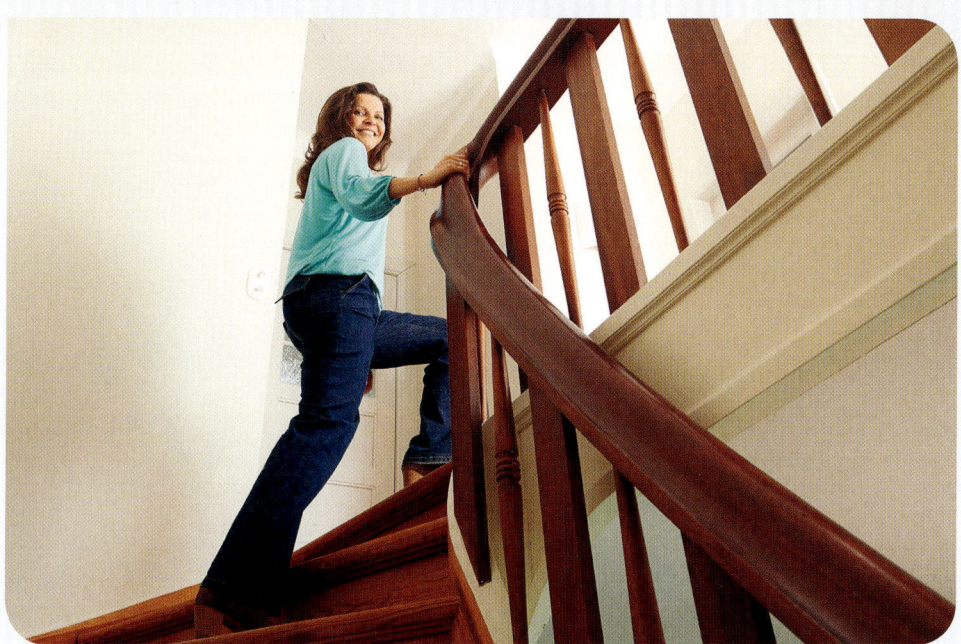

tere Reduktionen erreicht werden konnten. Der HbA$_{1c}$ sank in den drei Monaten nach Studienende weiter um 0,1 %, und stieg in den folgenden Monaten um 0,2 %, sodass es im Vergleich zu den Werten vor Studienbeginn zu einer Verbesserung von im Mittel 0,5 % kam. Bei der Nachbeobachtung sechs Monaten nach Trainingsende waren auch der BMI, der Taillenumfang, die Triglyzeride und der systolische Blutdruck weiter signifikant gesunken.

Reduzierter Medikamentenverbrauch: Zu Beginn der Studie wurden 26 Teilnehmer mit Metformin behandelt, davon 10 noch mit weiteren oralen Antidiabetika. Bis zum Studienende nach drei Monaten konnten fünf Teilnehmer nach Anweisung des behandelnden Arztes ihre Medikation reduzieren bzw. absetzen; drei Monate nach Studienende weitere drei Personen und

sechs Monate nach Studienende weitere fünf Personen. Bei keinem der Teilnehmer wurde die Diabetesmedikation im Laufe der Studie bzw. der Nachbeobachtung erhöht.

Unser Fazit: Im Rahmen des medizinisch-mentalen Motivationstrainings Da Vinci, bei dem Patienten mit Typ-2-Diabetes keine diabetische Schulungsinhalte vermittelt wurden, sondern eine Hilfestellung dafür, ihren Lebensstil erfolgreich umzustellen, kam es zu einer signifikanten Verbesserung der Stoffwechseleinstellung. Auch nach Beendigung der Trainingsphase konnten die Teilnehmer die erzielten Verbesserungen aufrechterhalten und zum Teil sogar noch weiter ausbauen. Auf der Grundlage des mentalen Motivationsprogramms Da Vinci wurde das Online-Motivationsprogramm »Just ME« entwickelt.

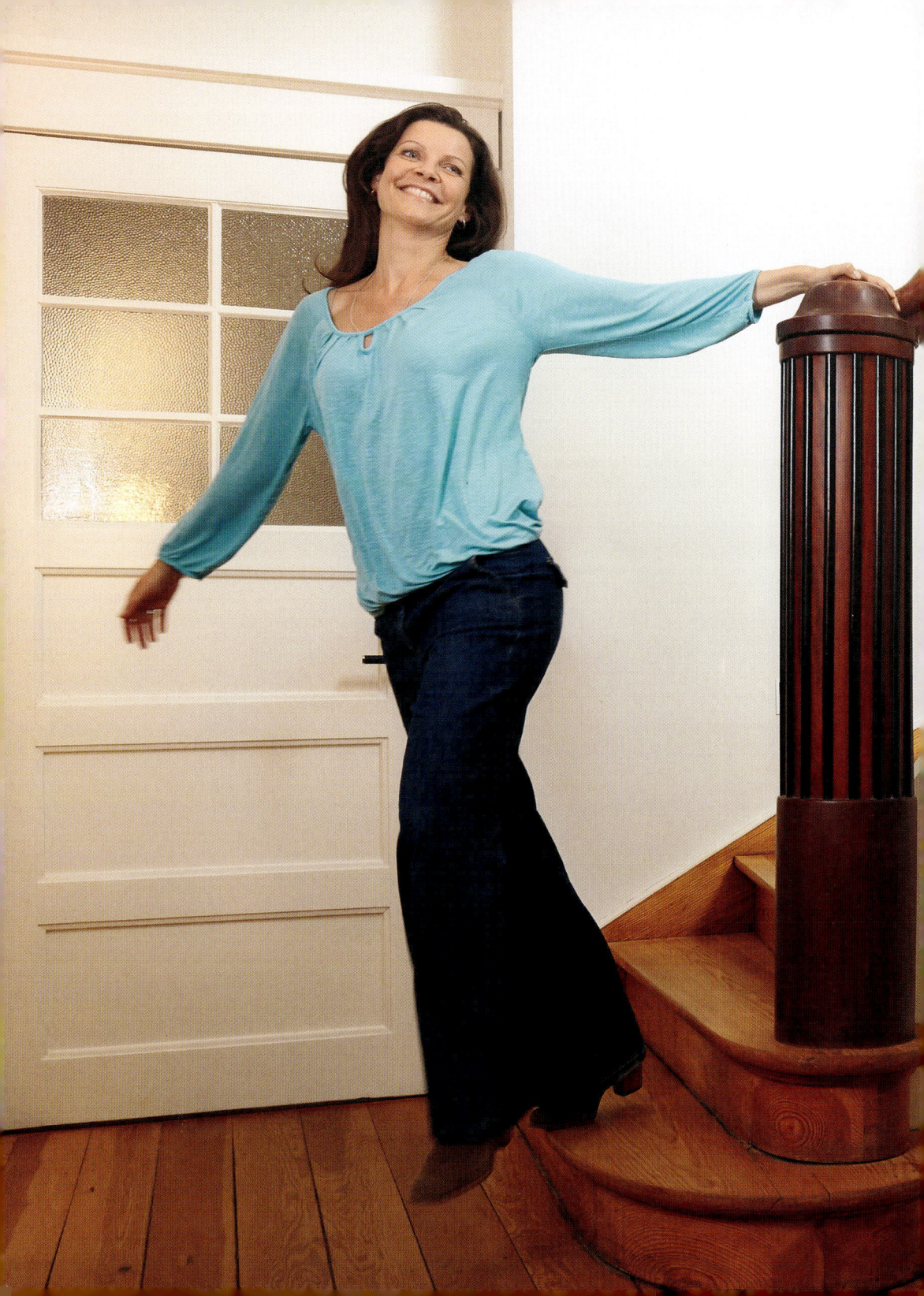

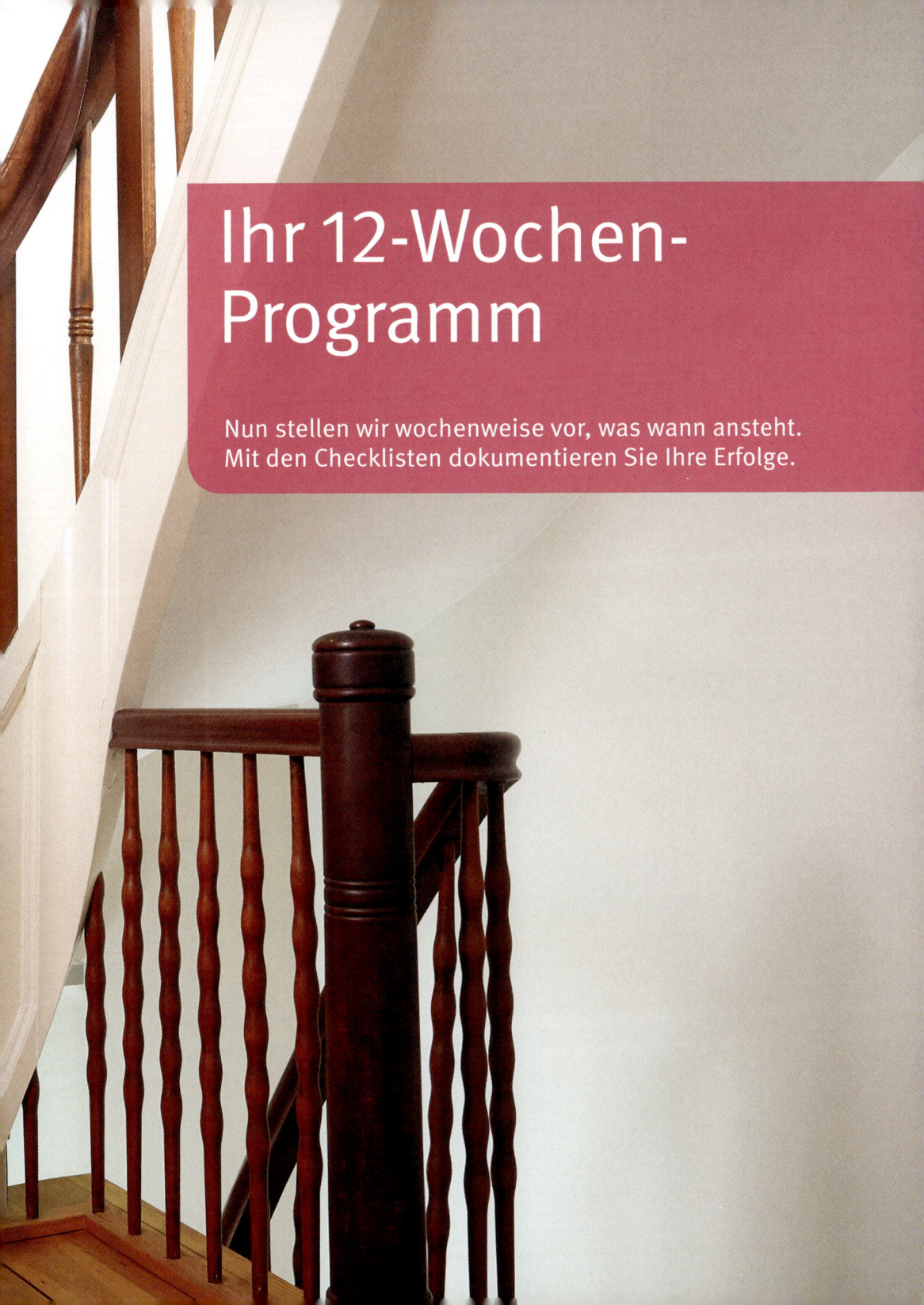

Ihr 12-Wochen-Programm

Nun stellen wir wochenweise vor, was wann ansteht.
Mit den Checklisten dokumentieren Sie Ihre Erfolge.

Ihre Erfolgskontrolle

Ihre Gewichtskurve über die 12 Wochen

Wenn Sie mit der Formuladiät beginnen, werden Sie noch am selben bzw. am nächsten Tag die ersten Effekte auf Ihren Blutzuckerspiegel feststellen, noch bevor Sie Gewicht verlieren. Aber auch beim morgendlichen Wiegen werden Sie nach einiger Zeit sehen, dass sich etwas tut: unsere Studienteilnehmer berichteten, dass sie in der Regel 0,5–1 kg pro Woche leichter wurden.

Ob sich dieser Gewichtseffekt bei Ihnen auch einstellt, können Sie für sich festhalten: Bitte tragen Sie Ihr Startgewicht in die oberste Zeile der ersten Spalte ein und gehen dann in 0,5 kg-Schritten nach unten (siehe Beispiel). Wiegen Sie sich in den folgenden Wochen immer morgens nüchtern und setzen Sie für den am Ende der Woche gemessenen Wert ein Kreuz an die entsprechende Stelle. Verbinden Sie die Kreuze zu einer Kurve, die idealerweise kontinuierlich abfällt.

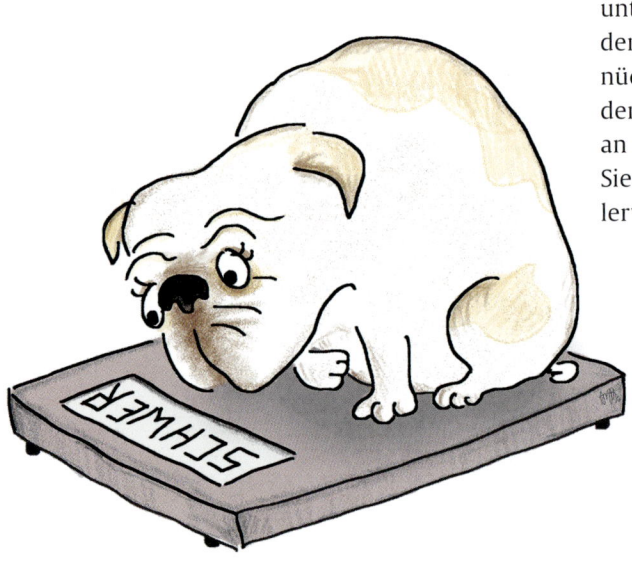

Beispiel

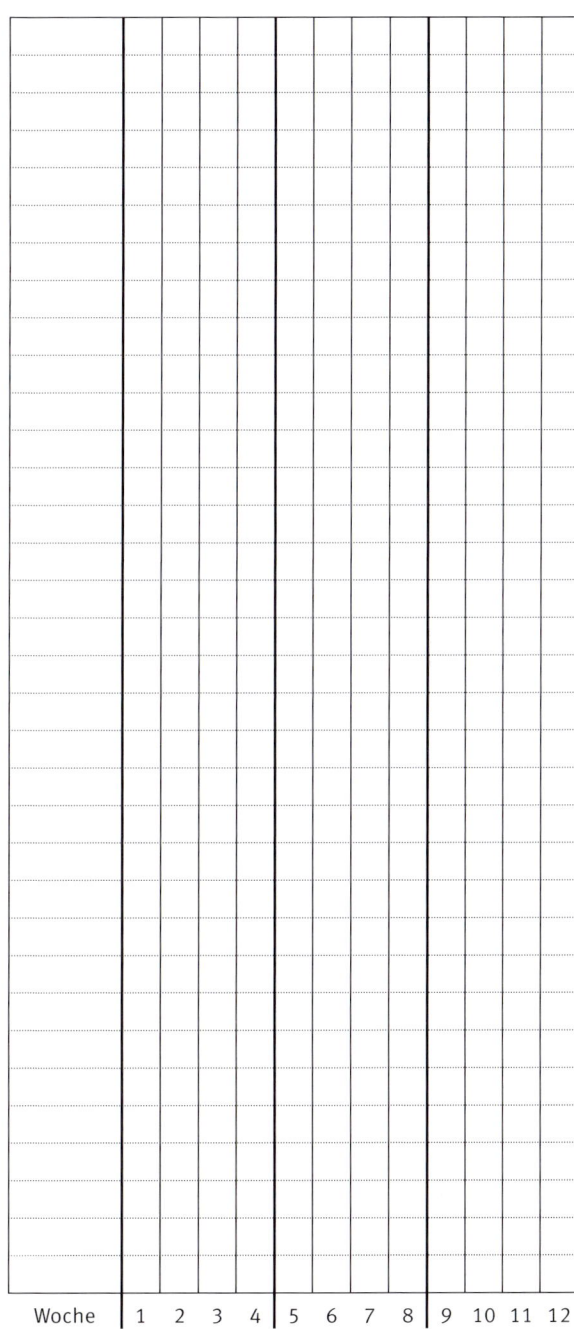

Woche	1	2	3	4

Woche	1	2	3	4	5	6	7	8	9	10	11	12

Ihre Blutzucker-Tagesprofile

Tragen Sie Ihre gemessenen Werte für
das Blutzucker-Tagesprofil als Kreuz an
der entsprechenden Stelle in der Grafik ein. Verbinden Sie die Messwerte
(Kreuze) zu einer Kurve. Verwenden Sie
unterschiedliche Farben für jedes Tagesprofil. Idealerweise nähern sich die
Blutzucker-Tagesprofile im Verlauf des
12-wöchigen Diabetes-Programms dem
optimalen grünen Bereich an.

Urin-pH-Kurve: Übersäuerung erkennen

Spätestens ab der achten Woche des Diabetes-Programms sollten Sie damit beginnen, mindestens einmal pro Woche ein Urin-pH-Profil zu erstellen. Denn
beim Fettabbau fallen vermehrt Säuren an, die der Körper nur dann vollstän-
dig entsorgen kann, wenn er über ausreichend Basenreserven verfügt. Ein
Gewichtsstillstand kann auf eine Über-

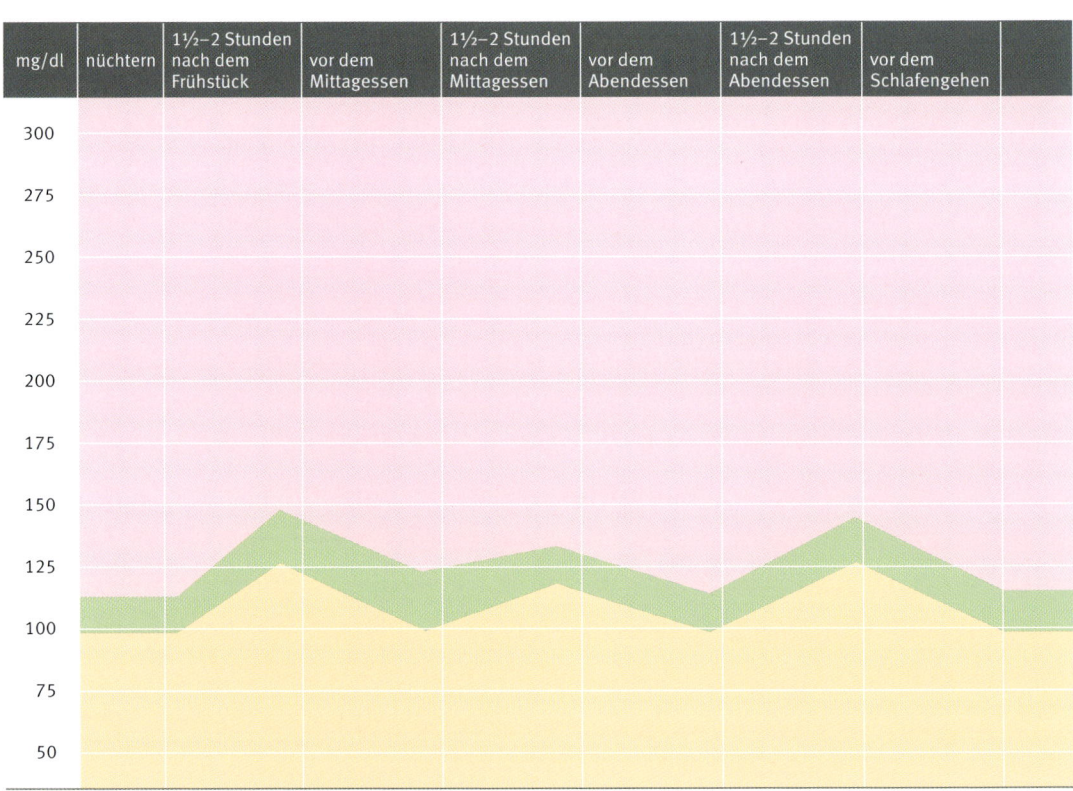

säuerung hinweisen. Kontrollieren Sie also bei Bedarf, aber spätestens ab Woche 8, wie es um Ihren Säure-Basen-Haushalt bestellt ist.

Verwenden Sie dazu sogenannte pH-Indikatorstreifen (Apotheke). Zur Bestimmung eines Tages-Verlaufs halten Sie an drei Messzeitpunkten (nach dem Aufstehen, am Nachmittag, am Abend) einen Teststreifen kurz in den Urinstrahl und tragen das Ergebnis als Kreuz in die Vorlage unten ein.

Der ideale Bereich liegt innerhalb der grünen Markierung: Morgens ist der Urin am sauersten (pH-Wert < 6,5); der Nachmittagswert sollte deutlich über 7 liegen, was bedeutet, dass der Urin basisch ist, am Abend da der pH-Wert leicht sauer bis neutral ist, also unter 7 liegen. Liegt der pH-Wert im Tagesverlauf im sauren Bereich, steuern Sie mit Basennachschub (Seite 103) gegen.

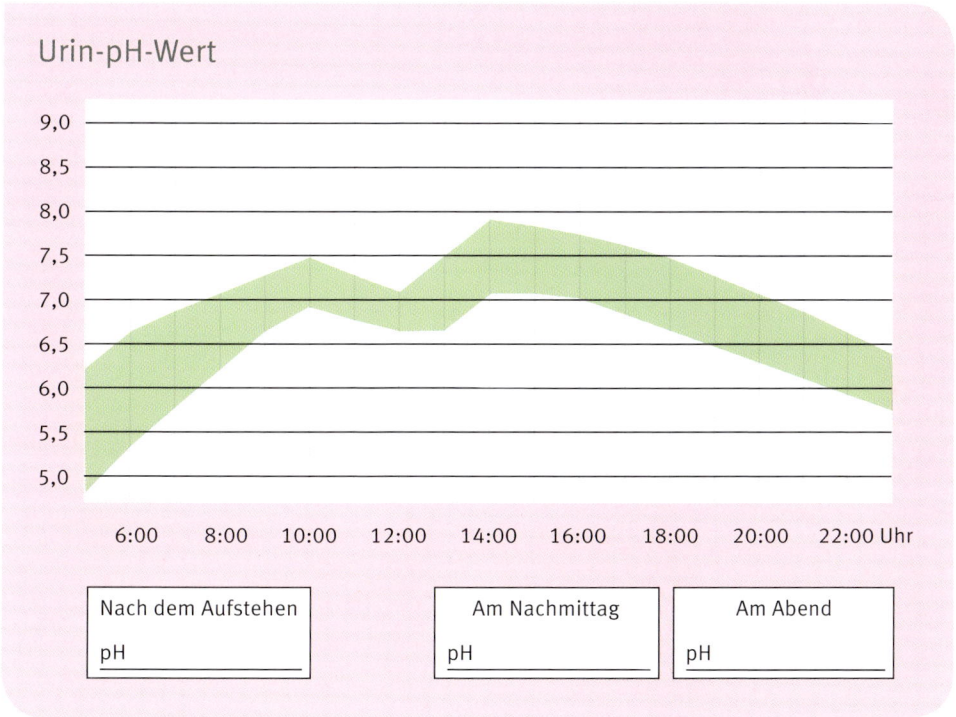

Ihre Ernährung

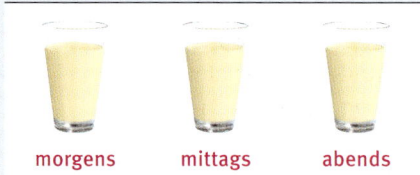

morgens	mittags	abends

Ihre Antidiabetika am Tag 1

	Dosis		
morgens	mittags	abends	nachts
Name			
Name			
Name			

1. Woche

Wiegen Sie sich täglich zur gleichen Zeit – am besten morgens nach dem Aufstehen – und tragen Sie Ihr Gewicht in Ihre Checkliste in der obersten Zeile ein. Am Ende der Woche machen Sie zusätzlich ein Kreuzchen in Ihrer Gewichtskurve (Seite 85). Bitte notieren Sie auch Ihre Schrittzahl pro Tag.

Die Checkliste bietet Ihnen Platz zur ausführlichen Dokumentation Ihrer Blutzuckerwerte. Selbstverständlich müssen Sie nicht jeden Tag ein komplettes Blutzucker-Tagesprofil erstellen. Wir empfeh-

Ihre Werte

Tag	0	1	2	3	4	5	6	7
Gewicht in kg								
Schritte pro Tag								
Blutzuckermessung								
nüchtern								
1½–2 Std. nach dem Frühstücks-Shake								
vor dem Mittags-Shake								
1½–2 Std. nach dem Mittags-Shake								
vor dem Abend-Shake								
1½–2 Std. nach dem Abend-Shake								
vor dem Schlafengehen								
nach einem Ereignis (Sport, Stress etc.)								

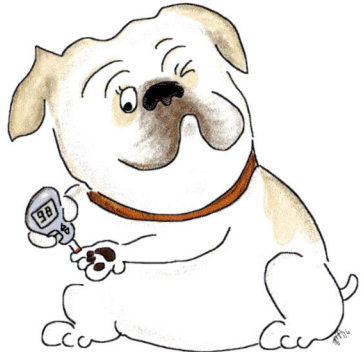

Ihre Ernährung in Woche 1

len Ihnen, auf jeden Fall ein Tagesprofil am Tag 0, das heißt an dem Tag, bevor Sie mit den Shake-Mahlzeiten beginnen, sowie am Tag 2, das heißt, am zweiten Tag, an dem Sie sich nur von Shakes ernähren, durchzuführen. Wenn Sie ein komplettes Blutzucker-Tagesprofil (Seite 29) gemessen haben, können Sie Ihre Werte und die daraus resultierende Kurve zusätzlich in die Vorlage (Seite 86) eintragen, um einen grafischen Überblick zu erhalten. In der letzten Zeile der Checkliste ist Platz zum Eintragen ereignisgesteuerter Blutzuckermessungen; notieren Sie sich am besten auch das Ereignis dazu. Je öfter Sie Ihren Blutzucker, wie in der Checkliste vorgeschlagen, bestimmen, desto besser lernen Sie Ihren Körper und seine Reaktionen auf Ihre Ernährung und Ihre Aktivitäten kennen.

Falls Sie Antidiabetika einnehmen, notieren Sie bitte jeweils am ersten Tag der Woche die aktuellen Dosierungen in der Checkliste. Bitte besprechen Sie die erforderlichen Dosissenkungen, bevor Sie starten, mit Ihrem behandelnden Arzt. Die Wirkung der Formuladiät auf den Blutzuckerspiegel kann sehr schnell einsetzen, sodass bei bestimmten Diabetesmedikamenten (Seite 47) Unterzuckerungen auftreten können.

Die bisherigen wissenschaftlichen Studien haben ergeben, dass es günstig ist, in der ersten Woche alle drei Hauptmahlzeiten durch eine spezielle proteinreiche Formuladiät zu ersetzen und keine Zwischenmahlzeiten einzunehmen.

Bereiten Sie sich zum Frühstück, zum Mittagessen und zum Abendessen einen Shake zu. Diesen können Sie pur genießen oder aufgepeppt mit Tee, Kräutern, Gewürzen oder Gemüse (Seite 118). Verwenden Sie für jeden Shake Ihre individuell errechnete Dosis (Seite 54). Lösen Sie das Pulver in Wasser oder einer anderen kalorienarmen Flüssigkeit auf.

Geben Sie jedem Shake, den Sie nur mit Wasser oder Tee angerührt haben, 1 Esslöffel eines hochwertigen Pflanzenöls zu.

Damit Ihr täglicher Vitaminbedarf gedeckt bleibt, trinken Sie zusätzlich pro Tag 750 ml Gemüsesaft (Qualität wie Rabenhorster oder Biotta), falls Sie nicht bereits Ihre Shakes mit Gemüse anreichern. Sie können sich auch aus Gemüsesorten Ihrer Wahl eine Gemüsebrühe zubereiten, dann haben Sie etwas Warmes zum Löffeln.

Auch wenn es vielleicht zunächst ungewohnt ist, trinken Sie bitte zusätzlich auch noch reichlich mineralstoffreiches Wasser (z. B. Nürburg-Quelle, Rosbacher, Gerolsteiner Mineralwasser).

Ihre Ernährung

| morgens | mittags | abends |

Ihre Antidiabetika am Tag 1

Dosis			
morgens	mittags	abends	nachts
Name			
Name			
Name			

2. Woche

Ab der zweiten Woche beginnen Sie bereits wieder mit dem Essen. Nun werden nur noch zwei Mahlzeiten durch einen Shake ersetzt. Die dritte Mahlzeit – idealerweise das Mittagessen – bereiten Sie sich nach den Low-Carb-Prinzipien selbst zu. Entweder wählen Sie aus den Rezeptideen im letzten Buchteil oder Sie werden selbst kreativ: Gemüse, Salate und Rohkost können Sie für Ihre Mittagsmahlzeit reichlich verwenden (rund 500 g); dazu kommt eine Eiweißportion (150–200 g), die aus Fisch/Meeresfrüchten, Fleisch, Milchprodukten (Milch,

Ihre Werte

Tag	1	2	3	4	5	6	7
Gewicht in kg							
Schritte pro Tag							
Blutzuckermessung							
nüchtern							
1½–2 Std. nach dem Frühstücks-Shake							
vor dem Mittagessen							
1½–2 Std. nach dem Mittagessen							
vor dem Abend-Shake							
1½–2 Std. nach dem Abend-Shake							
vor dem Schlafengehen							
nach einem Ereignis (Sport, Stress etc.)							

Quark, Käse, Jogurt etc.), Tofu oder einer Kombination daraus besteht.

Achten Sie bitte darauf, dass die Mahlzeit nicht mehr als 50 g Kohlenhydrate hat (das entspricht 60 g bzw. 4 Esslöffeln Vollkornteigwaren oder Vollkornreis im Rohzustand). Wenn nicht bereits durch fetten Fisch oder Avocado als Zutat Fett enthalten ist, bitte auch 1 Esslöffel hochwertiges Pflanzenöl zugeben. So eine Mahlzeit hat dann etwa 500 kcal.

Blutzuckermessungen

Sie können übrigens ganz einfach überprüfen, ob diese Mahlzeit gut für Sie war, indem Sie den Blutzucker vorher sowie 1½–2 Stunden danach messen. Bitte tragen Sie beides in die Checkliste links ein. Bitte notieren Sie dabei auch die Hauptzutaten der Mahlzeit; nur dann können Sie direkt feststellen, welche Nahrungszusammenstellung gut und welche vielleicht eher ungünstig für Ihre Blutzuckereinstellung ist.

Natürlich brauchen Sie auch diese Woche nicht jeden Tag ein komplettes Blutzucker-Tagesprofil zu erstellen. Wir empfehlen Ihnen ein Tagesprofil an Tag 2, das heißt am zweiten Tag, an dem Sie ein Low-Carb-Mittagessen zu sich nehmen. Sollten Sie weitere Messungen vornehmen wollen, steht Ihnen in der Tabelle Platz zur Dokumentation Ihrer Werte zur Verfügung.

Rätselfrage

Welches dieser Lebensmittel sorgt für den stärksten Blutzuckeranstieg?

Erdbeeren, Kartoffeln oder Nudeln?

Die Lösung steht auf der nächsten Doppelseite.

Belohnen Sie sich!

Seltsamerweise sparen wir bei uns selbst oft mit Lob und Belohnung und machen uns damit Veränderungen schwerer, als es nötig wäre. Spätestens wenn Ihre Motivation schwächelt, nutzen Sie den Schub, den eine Belohnung Ihnen verschafft. Das sollte natürlich kein Stück Kuchen mit Sahne ein. Es muss etwas sein, was Sie sehr gern tun/haben, sich aber nur selten gönnen. Das könnte ein Konzert-, Theater- oder Kinobesuch sein, eine besondere Anschaffung oder etwas anderes, um Ihr Herz zu erfreuen. Bauen Sie wenn nötig solche Durchhalteanreize über die weiteren Wochen ein. Schreiben Sie es sich auf: »Nach einer erfolgreich absolvierten zweiten Woche belohne ich mich mit …« – »Nach der sechsten Woche gibt es … als Belohnung.« Vielleicht winkt Ihnen dann am Ende eine Kurzreise oder Sie gehen ausgiebig shoppen.

Ihre Ernährung

morgens	mittags	abends

Ihre Antidiabetika am Tag 1

	Dosis		
morgens	mittags	abends	nachts
Name			
Name			
Name			

3. Woche

Die Ernährung in der dritten Woche entspricht der in der zweiten Woche. Also morgens und abends ein Shake und zum Mittagessen eine Low-Carb-Mahlzeit. Bringen Sie gern Abwechslung in die Shakes. Den Frühstücks-Shake könnten Sie zum Beispiel so variieren:

• Etwas kalten Espresso oder Kaffee (ungezuckert!) hinzugeben.
• Super Wachmacher: statt Wasser zum Anrühren des Pulvers einfach abgekühlten Grüntee verwenden.
• Für eine fruchtige Variante einige wenige Beerenfrüchte (Heidelbeeren,

Ihre Werte

Tag	1	2	3	4	5	6	7
Gewicht in kg							
Schritte pro Tag							
Blutzuckermessung							
nüchtern							
1½–2 Std. nach dem Frühstücks-Shake							
vor dem Mittagessen							
1½–2 Std. nach dem Mittagessen							
vor dem Abend-Shake							
1½–2 Std. nach dem Abend-Shake							
vor dem Schlafengehen							
nach einem Ereignis (Sport, Stress etc.)							

Brombeeren, Himbeeren etc.) fein pürieren und dem Shake zugeben.
- Haben Sie Lust auf Schokogeschmack, mischen Sie etwas reines Kakaopulver unter.
- Mit ein wenig Vanillepulver oder Zimt bekommt der Shake gleich eine andere Geschmacksnote.

Variationsmöglichkeiten für den Abend-Shake sind:
- Rühren Sie das Pulver mit ungesüßtem Gemüsesaft an; eventuell noch Wasser zugeben, falls der Shake zu dickflüssig wird. Geeignet sind Möhren-, Tomaten- oder Rote-Bete-Saft. Bitte kein Fruchtsaft verwenden, der enthält zu viel Zucker.
- Oder Sie pürieren etwas Gemüse wie Gurke mit Rucola oder Blattspinat und geben es zum Shake dazu. Auch frische Kräuter, die Sie fein püriert hinzufügen, versorgen Sie nicht nur mit einer Extraportion Vitamine, sondern schmecken auch toll.
- Mögen Sie es gern scharf, greifen Sie zu Ingwer, Chilipulver oder etwas Meerrettich.

Wie sieht es mit Ihren sportlichen Aktivitäten aus?

Haben Sie sich in den letzten beiden Wochen deutlich mehr bewegt als früher? Steigt Ihre Schrittzahl von Tag zu Tag an? Wenn ja, herzlichen Glückwunsch und weiter so! Falls nein, woran könnte das

liegen? Sind Sie vielleicht einfach kein »Draußen-Mensch« oder können sich aus anderen Gründen nicht aufraffen?

Dann legen wir Ihnen den Besuch eines Fitness-Studios ans Herz. Keine Sorge, da gehen ganz normale Menschen jeden Alters ein und aus. Moderne Studios freuen sich gerade auch auf ältere und/oder untrainierte Menschen. Hier finden Sie ergonomisch gute Geräte und sportmedizinische Betreuung: Sie werden von qualifizierten Trainern eingewiesen und gerade zu Beginn intensiv betreut. Sie werden dabei unterstützt, ein für Sie passendes Programm zusammenzustellen. Wenn Sie unsicher sind, ob Ihnen das langfristig Spaß macht, vereinbaren Sie einen Probemonat. Viele Menschen empfinden das konzentrierte Training an Geräten als befriedigend und effektiv; ob Ihnen das auch so geht, müssen Sie einfach ausprobieren. Auf jeden Fall haben Studien gezeigt, dass sich Krafttraining sehr positiv auf den Blutzucker auswirkt.

Rätselauflösung (Seite 91)

Haben Sie auf die süßen Erdbeeren getippt? Diese haben von allen drei Lebensmitteln den geringsten Gehalt an blutzuckerwirksamen Kohlenhydraten (BE nur 0,5 pro 100 g), dann kommen die Kartoffeln (BE 1,5 pro 100 g gekochte Kartoffeln) und für den stärksten Blutzuckeranstieg sorgen Nudeln (BE 3 pro 100 g gekochte Nudeln).

Ihre Ernährung

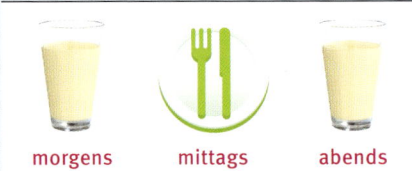

morgens	mittags	abends

Ihre Antidiabetika am Tag 1

	Dosis		
morgens	mittags	abends	nachts
Name			
Name			
Name			

4. Woche

Wie steht's um Ihre Motivation?

Dies ist die letzte Woche, in der Sie morgens und abends einen Formula-Shake zu sich nehmen und nur mittags eine Mahlzeit essen. Vielleicht sehnen Sie sich schon danach, bald endlich wieder frühstücken zu dürfen. Möglicherweise ist auch Ihr Durchhaltewille insgesamt etwas ins Straucheln geraten. Höchste Zeit für einen Motivationsschub! Nehmen Sie sich daher in dieser Woche einmal bewusst Zeit, um sich mit Ihrer Motiva-

Ihre Werte

Tag	1	2	3	4	5	6	7
Gewicht in kg							
Schritte pro Tag							
Blutzuckermessung							
nüchtern							
1½–2 Std. nach dem Frühstücks-Shake							
vor dem Mittagessen							
1½–2 Std. nach dem Mittagessen							
vor dem Abend-Shake							
1½–2 Std. nach dem Abend-Shake							
vor dem Schlafengehen							
nach einem Ereignis (Sport, Stress etc.)							

tion zu beschäftigen. Sind Sie nach wie vor überzeugt und begeistert bei der Sache? Dann ist alles bestens. Oder geht Ihnen ein wenig die Puste aus und es schleicht sich ein gewisser Schlendrian ein? Schauen Sie gern noch einmal ins Motivationskapitel. Welche Risiko- oder Gesundheitseinstellungen leiten Sie zurzeit? Ist Ihr innerer Schweinhund sehr aktiv? Wenn ja, was sagt er? Steuern Sie aktiv gegen, indem Sie sich Ihre bisherigen Erfolge vor Augen führen.

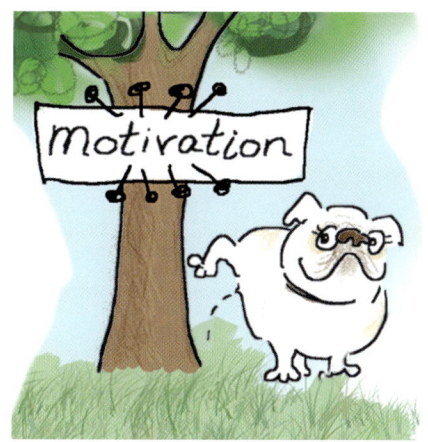

Wenn Sie die wochenweisen Checklisten bisher immer ausgefüllt haben, können Sie sicherlich schon einen Trend in Richtung Gesundheit erkennen. Freuen Sie sich über Ihren Gewichtsverlust und die schlankere Taille. Sicherlich wurden auch schon die Medikamente herabdosiert. Was sagt die Schrittzahl, gab es da schon eine Steigerung? Wie ist Ihr Befinden? Hat sich das etwas zum Positiven verändert?

Suchen Sie sich auch gern Lob und Bestätigung von Dritten: Familie, Freunde, Mitstreiter. Erzählen Sie von Ihren Erfolgen und dass Sie gern etwas Ansporn

hätten, um motiviert weitermachen zu können. Auch das Just-ME-Programm, das ein gezieltes Motivationstraining ist, kann Sie wunderbar unterstützen; falls Sie es noch nicht machen, schauen Sie doch mal, ob das was für Sie wäre. Auch gezielte Belohnung kann Wunder wirken.

Trinken, trinken, trinken

Haben Sie sich mittlerweile das Trinken von reichlich Mineralwasser angewöhnt? Mit der Zufuhr von mineralstoffreichem Wasser unterstützen Sie den gesamten Stoffwechsel, die Entsäuerung und den Gewichtsverlust. Auch zuckerfreie Kräutertees sind ideale Flüssigkeitsspender, die noch dazu je nach Sorte gesundheitsförderliche Pflanzenstoffe enthalten. Ihre gesamte Trinkmenge pro Tag sollte bei deutlich mehr als 2 Litern liegen, nach schweißtreibendem Sport oder bei hohen Temperaturen auch gern mehr.

Rätselfrage

Welches Getränk enthält mehr Zucker? – Traubensaft oder Cola?

Die Lösung steht auf der nächsten Doppelseite.

Ihre Ernährung

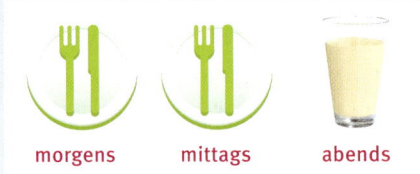

morgens	mittags	abends

Ihre Antidiabetika am Tag 1

	Dosis		
morgens	mittags	abends	nachts
Name			
Name			
Name			

Ihre Werte

Tag	1	2	3	4	5	6	7
Gewicht in kg							
Schritte pro Tag							
Blutzuckermessung							
nüchtern							
1½–2 Std. nach dem Frühstück							
vor dem Mittagessen							
1½–2 Std. nach dem Mittagessen							
vor dem Abend-Shake							
1½–2 Std. nach dem Abend-Shake							
vor dem Schlafengehen							
nach einem Ereignis (Sport, Stress etc.)							

5. Woche

Freuen Sie sich auf Ihre erste Frühstücks-mahlzeit nach einem Monat Shake-Früh-stück. Gratulation, wenn Sie das konse-quent durchgehalten haben. Das ist eine beachtliche Leistung, zu der viel Diszi-plin gehört.

Vermutlich ahnen Sie schon, dass Sie jetzt dennoch nicht eine große Tüte mit Brötchen und süßen Teilchen beim Bä-cker zu holen brauchen; denn natürlich sollte auch das Frühstück den Low-Carb-Regeln folgen. Testen Sie doch auch ein-mal ein Eiweißbrot oder -brötchen. Am einfachsten für Sie ist es, wenn Sie zunächst auf die Rezeptideen zurückgreifen, damit Sie ein Gefühl für Zutaten und Mengen bekommen.

Ein Blutzucker-Tagesprofil erstellen

Bitte erstellen Sie in dieser Woche noch einmal ein komplettes Blutzucker-Tagesprofil. Tragen Sie Ihre Ergebnisse in die Vorlage (Seite 86) ein und verbinden Sie die Messwerte zu einer Kurve. Gibt es große Ausreißer nach oben oder unten? War vielleicht das Mittagessen zu kohlenhydratreich oder konnten Sie am Nachmittag einem Stück Kuchen nicht widerstehen? Das würde sich in Ausreißern nach oben bemerkbar machen. Haben Sie bemerkt, dass die Blutzuckerwerte am Morgen niedriger ausfallen,

wenn Sie am Abend zuvor Sport getrieben haben? Falls solch ein besonderes Ereignis stattgefunden hat, tragen Sie es bitte ein. Idealerweise liegt Ihre Kurve nahe am grünen Bereich. Nehmen Sie das Profil bei Bedarf mit zum nächsten Arztbesuch und besprechen Sie es dort.

Rätselauflösung (Seite 95)

Tatsächlich enthält Traubensaft noch mehr Zucker als Cola, nämlich 33 g im Vergleich zu 21 g in einem Glas (200 ml).
Meiden Sie generell süße Getränke; auch Zuckerersatzstoffe können die Insulinspiegel erhöhen und die Gewichtsabnahme behindern.

Ausrutscher kommen vor!

Kein Mensch ist perfekt. Und keiner schafft es, sich immer 100 %ig an ein Programm zu halten. Es gibt viele mögliche Gründe, bei der Ernährung über die Stränge zu schlagen oder auch andere Programmpunkte zu »übersehen«. Vielleicht hat Ihnen Ihr innerer Schweinehund eingeflüstert, dass die Blutzuckermessungen überflüssig sei oder das Sportprogramm ohnehin nichts bringe. Vielleicht war bei einer Feier auch die Versuchung am Kuchenbuffet zu groß? Wenn Ihnen das mal passiert, seien Sie großzügig: Schwamm drüber. Selbstvorwürfe oder Selbstbestrafungen bringen gar nichts – außer, dass Sie schnell die Lust verlieren werden. Ersetzen Sie als Gegenmaßnahme einfach wieder an drei Tagen alle Mahlzeiten durch einen Shake und Sie werden sehr schnell wieder an Ihre Erfolge anknüpfen können.

6. Woche

Die Hälfte des Diabetes-Programms haben Sie am Ende dieser Woche bereits hinter sich. Wir hoffen, dass Ihnen die bisherigen Programmpunkte gutgetan haben und Sie schon einige Erfolgserlebnisse hatten.

Halbzeit – Zeit für eine Zwischenbilanz

Lassen Sie die letzten Wochen noch einmal in Ruhe an sich vorbeiziehen. Denken Sie zum Beispiel darüber nach, was

Ihre Ernährung

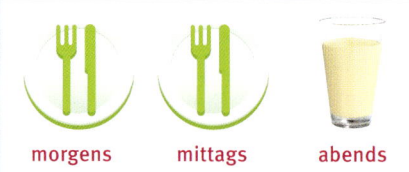

morgens	mittags	abends

Ihre Antidiabetika am Tag 1

Dosis			
morgens	mittags	abends	nachts
Name			
Name			
Name			

Ihre Werte

Tag	1	2	3	4	5	6	7
Gewicht in kg							
Schritte pro Tag							
Blutzuckermessung							
nüchtern							
1½–2 Std. nach dem Frühstück							
vor dem Mittagessen							
1½–2 Std. nach dem Mittagessen							
vor dem Abend-Shake							
1½–2 Std. nach dem Abend-Shake							
vor dem Schlafengehen							
nach einem Ereignis (Sport, Stress etc.)							

sich in letzter Zeit alles bei Ihnen verändert hat. Sind Sie aktiver geworden? Gehen Sie selbstbewusster mit Ihrem Diabetes um? Kurzum: Wie hat sich Ihr Befinden seit Beginn des Programms verändert?

Nehmen Sie sich ein paar Minuten Zeit und schreiben Sie Ihre Erfahrungen auf. Nehmen Sie gern die folgenden Fragen als Leitfaden. Dieser Rückblick wird Ihnen helfen, die kommenden Wochen noch effektiver zu nutzen.

- Was habe ich erreicht?
- Was fällt mir heute leichter als zu Beginn?
- Wie haben sich meine Stimmung und mein Antrieb verändert?
- Wie hat meine Umgebung reagiert?
- Was hat mir bei Rückschlägen geholfen?
- Was nehme ich mir für die nächsten sechs Wochen vor?
- Was möchte ich mit meinem Arzt besprechen?
- Wie feiere ich meinen Erfolg?

Durchhänger überwinden

Es gibt Tage, an denen der richtige Schwung fehlt und der Körper eher Ruhe braucht. Aber schon kleine Schritte lassen die Welt anders aussehen und motivieren für den nächsten Tag. Je regelmäßiger Sie aktiv sind, umso leistungsfähiger werden Sie nicht nur körperlich, sondern auch seelisch.

Rätselfrage

Wie viel Eiweiß steckt in Fleisch? Fleisch ist eine super Proteinquelle; aber wie viel Eiweiß enthält eigentlich 100 g Rinderfilet (roh)? Sind es 95 g, 70 g, 50 g oder weniger als 50 g?

Die Antwort steht auf der nächsten Doppelseite.

Erreichen Sie Ihr Ziel, indem Sie sich kleine Unterziele setzen: Verlangen Sie nicht von sich, sofort perfekt zu sein. Damit erreichen Sie gar nichts – außer, dass Sie viel zu schnell aufgeben. Überlegen Sie sich realistische Ziele, um nach wenigen Tagen sagen zu können: Das habe ich geschafft! Wie geht's jetzt weiter?

Lassen Sie sich durch Rückschläge nicht entmutigen: Vertreiben Sie negative Gedanken, indem Sie sich vor Augen führen, wie gut Sie sich bisher in vielen Situationen durchsetzen konnten. Entscheiden Sie sich, »zu wollen« statt »zu müssen«, wenn es um regelmäßige Bewegung oder die Kontrolle Ihres Blutzuckers geht.

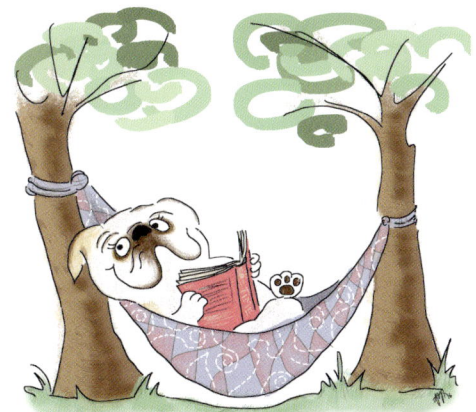

Ihre Ernährung

morgens   mittags   abends

Ihre Antidiabetika am Tag 1

| | Dosis | | |
morgens	mittags	abends	nachts
Name			
Name			
Name			

Ihre Werte

Tag	1	2	3	4	5	6	7
Gewicht in kg							
Schritte pro Tag							
Blutzuckermessung							
nüchtern							
1½–2 Std. nach dem Frühstück							
vor dem Mittagessen							
1½–2 Std. nach dem Mittagessen							
vor dem Abend-Shake							
1½–2 Std. nach dem Abend-Shake							
vor dem Schlafengehen							
nach einem Ereignis (Sport, Stress etc.)							

7. Woche

Die Macht der Gewohnheit nutzen

Dieses Diabetes-Programm hält Sie vermutlich ganz schön auf Trab, auch im wahrsten Sinne des Wortes. Es ist mit diversen Umstellungen im Alltag und bei der Ernährung verbunden. Wenn Sie früher sehr viele ungesunde Angewohnheiten hatten, fiel es Ihnen vielleicht schwer, diese aufzugeben. Möglicherweise müssen Sie immer wieder mit Ihrem inneren Schweinehund diskutierten, warum Sahnetorte oder Chipstüte keine gute Idee

Treppentraining

Treppensteigen ist super Kreislauftraining. Wenn Sie in einem mehrstöckigen Haus wohnen oder in einem Büroturm arbeiten, nutzen Sie das Treppenhaus als Trainingsgelände im Alltag. Aber gehen Sie planvoll vor. Wenn Sie bisher immer mit dem Aufzug gefahren sind und auch sonst wenig Sport getrieben haben, ist es nicht realistisch, von heute auf morgen mehrere Stockwerke zu Fuß zu erklimmen – vielleicht noch mit Aktenordnern oder schweren Einkaufstaschen beladen. Gehen Sie etagenweise vor: Schauen Sie, wie viele Etagen Sie ohne Schweißausbrüche zu Fuß schaffen, und fahren den Rest mit dem Fahrstuhl. Passen Sie auch Ihr Tempo Ihrer momentanen Kondition an. Packen Sie dann jede Woche ein Stockwerk mehr dazu, bis Sie alle Etagen mühelos per Treppe erreichen.

sind. Darum ist es wichtig, anstelle der alten, ungesunden Gewohnheiten neue zu verankern. Gewohnheiten können unseren Alltag strukturieren, sie erleichtern vieles, weil man nicht jedes Mal neu entscheiden muss, und sie geben auch Sicherheit und vermitteln Wohlbefinden.

Wenn Sie es schaffen, die gesunde Ernährungsweise, das reichliche Trinken von Wasser oder Kräutertee, die Bewegungseinheiten etc. so zu ritualisieren, dass sie Ihnen zur festen Gewohnheit werden, haben Sie damit sehr viel gewonnenen: Sie verbessern damit Ihren Gesundheitszustand, haben strukturierte Abläufe, die den Alltag erleichtern, und stellen noch dazu sicher, dass Ihre Erfolge anhalten.

Und mit einem Mal wird es so sein, dass die neue Ernährungsweise zur gewohnten wird. Auch Ihr Geschmack kann sich

Rätselauflösung (Seite 99)

Die richtige Antwort lautet: 100 g rohes Rinderfilet enthält weniger als 50 g Eiweiß, nämlich nur 21 g. Die Vorstellung, dass man mit einem Stück Fleisch Proteine in Reinform zu sich nimmt, stimmt also nicht ganz. Der überwiegende Teil ist Wasser, weshalb das Steak beim Braten in der Pfanne auch schrumpft. Daneben enthält Rinderfilet wenig Fett (4 g/100 g), aber keinerlei Kohlenhydrate. Fleisch verhält sich daher blutzuckerneutral.

verändern, sodass es passieren kann, dass Ihnen beispielsweise süße Teilchen überhaupt nicht mehr schmecken und Sie auch kein Verlangen mehr danach haben.

8. Woche

Ihre Ernährung

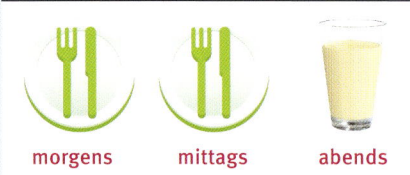

morgens	mittags	abends

Ihre Antidiabetika am Tag 1

	Dosis		
morgens	mittags	abends	nachts
Name			
Name			
Name			

Herzlichen Glückwunsch, seit acht Wochen halten Sie sich jetzt schon an das neue Diabetes-Programm. Sicherlich haben sich schon beachtliche Erfolge bei Blutzuckerspiegel und Gewicht eingestellt. Dennoch kann es sein, dass sich, obwohl Sie sich weiterhin kohlenhydratarm und proteinreich ernähren, keine weitere Gewichtsreduktion mehr einstellt. Dies könnte möglicherweise mit einer Entgleisung des Säure-Basen-Haushalts zusammenhängen. Damit der Fettabbau weiterhin reibungslos funktioniert, darf der Körper nicht übersäuern.

Ihre Werte

Tag	1	2	3	4	5	6	7
Gewicht in kg							
Schritte pro Tag							
Blutzuckermessung							
nüchtern							
1½–2 Std. nach dem Frühstück							
vor dem Mittagessen							
1½–2 Std. nach dem Mittagessen							
vor dem Abend-Shake							
1½–2 Std. nach dem Abend-Shake							
vor dem Schlafengehen							
nach einem Ereignis (Sport, Stress etc.)							

Den Säure-Basen-Haushalt ausgleichen

Wir empfehlen Ihnen dazu, Ihren Säure-status zu überprüfen. Das geht ganz einfach mit sogenannten pH-Indikatorstreifen, die Sie in jeder Apotheke erhalten. Damit bestimmen Sie den pH-Wert Ihres Urins. Die Indikatorstreifen sollen einen pH-Bereich von 5,6–8,0 haben. Zur Bestimmung des Urin-pHs halten Sie einen Teststreifen kurz in den Urinstrahl. Das Ergebnis können Sie anhand der Verfärbung nach wenigen Sekunden ablesen. Messen Sie

- nach dem Aufstehen
- am Nachmittag
- vor dem Schlafengehen

Bitte tragen Sie in der Grafik (Seite 87) die drei Messwerte und wenn Sie mögen auch weitere Messwerte im Tagesverlauf ein. Der ideale Bereich liegt innerhalb der grünen Markierung. Wichtig ist, dass der erste Urin am Morgen einen pH-Wert von unter 6,5 aufweist und damit der sauerste Wert des Tages ist. Der am Nachmittag gemessene Wert sollte deutlich über 7, am besten im basischen Bereich sein. Am Abend darf der Wert dann wieder in den leicht sauren Bereich absinken und unter 7 liegen. Zeigt Ihr persönliches Profil mehrfach Werte außerhalb der Idealkurve an, ist möglicherweise auch schon Ihre Gewichtsabnahme etwas ins Stocken geraten. Denn der Körper stoppt den Fettabbau, wenn er zu stark übersäuert ist.

Rätselfrage

Gehören **Zitronen und Orangen** zu den sauren oder zu den basischen Lebensmitteln?

Die Antwort steht auf der nächsten Doppelseite.

So versorgen Sie Ihren Körper mit Basen

Um das fein austarierte Puffersystem des Körpers, den sogenannten Säure-Basen-Haushalt, auszubalancieren, tun Sie gut daran, für ausreichenden Basennachschub zu sorgen.

- Achten Sie beim Mineralwasser darauf, dass es reich an Mineralien wie Kalium, Magnesium und Kalzium ist.
- Sehr hilfreich können Leber- und Gallentees sein, die alle basisch sind, bzw. Tees auf Löwenzahnbasis aus der Drogerie.
- Auch über die Nahrung können Sie sich sehr gut mit Basen versorgen; viele Gemüsesorten wie Artischocken, Brokkoli, Kürbis, Radicchio und Rosenkohl, aber auch Chicorée-, Endivien- oder Rucola-Salat, Pilze, Kräuter und Gewürze wie Kurkuma sind basenreich.
- Sie können auch entsprechende basische Mineralstoffgemische als Basenpulver oder -tabs einnehmen. Diese erhalten Sie in der Apotheke.

Wenn Ihr Körper nun Unterstützung gegen die Übersäuerung bekommt, sollte sich auch eine weitere Gewichtsreduktion einstellen.

Ihre Ernährung

| morgens | mittags | abends |

Ihre Antidiabetika am Tag 1

	Dosis		
morgens	mittags	abends	nachts
Name			
Name			
Name			

Ihre Werte

Tag	1	2	3	4	5	6	7
Gewicht in kg							
Schritte pro Tag							
Blutzuckermessung							
nüchtern							
1½–2 Std. nach dem Frühstück							
vor dem Mittagessen							
1½–2 Std. nach dem Mittagessen							
vor dem Abend-Shake							
1½–2 Std. nach dem Abend-Shake							
vor dem Schlafengehen							
nach einem Ereignis (Sport, Stress etc.)							

9. Woche

Wollen Sie mehr Abwechslung in Ihre Low-Carb-Ernährung bringen? Haben Sie bisher überwiegend nur mit Pfeffer und Salz gewürzt? Oder stehen bei Ihnen Fertigwürzmischungen im Regal? Dann ist es Zeit, Neues auszuprobieren und sich den vielfältigen Kräutern zuzuwenden.

Quer durch den Kräutergarten

Frische Kräuter sind nicht nur schmackhaft, sondern enthalten auch sehr viele gesundheitsförderliche Substanzen. Zudem wirken sie auf den Stoffwechsel stark basisch. Mit einigen Kräutertöpfchen auf der Fensterbank ist so mit wenig Aufwand sehr viel gesunde Abwechslung möglich. Tiefkühl-Kräuter sind eine gute Alternative. Getrocknete Kräuter enthalten nur noch wenige Vitamine, sind aber dafür manchmal geschmacksintensiver. Frische oder Tiefkühl-Kräuter bitte bei warmen Speisen erst kurz vor dem Servieren zugeben, damit die Inhaltsstoffe nicht leiden.

- Petersilie ist reich an Vitamin C und sollte möglichst oft den Weg in Ihren Salat oder andere kalte Speisen finden.
- Frischer Schnittlauch ist der ideale Begleiter zu Quarkaufstrichen oder -dips. Auch frische Kresse passt gut dazu.
- Dill ist das klassische Gewürz zu Gurkensalat und delikaten Fischsaucen.
- Frisches Basilikum passt super zu allen italienischen Gerichten und verfeinert Tomaten, Zucchini oder Auberginen.
- Oregano kann frisch oder getrocknet verwendet werden und eignet sich insbesondere für Tomatensauce.
- Thymian ist ebenfalls frisch oder getrocknet verwendbar. Lamm- oder andere Fleischgerichte und alle mediterranen Gemüsesorten können damit gewürzt werden.

Das sind nur einige Beispiele. Schauen und schnuppern Sie auf dem Wochenmarkt, im Bioladen oder in der Gemüseabteilung Ihres Supermarktes, welche Kräuter Sie ausprobieren möchten.

Wie sehen Ihre Blutzuckerwerte aus?

Hoffentlich haben Sie die Checklisten der vergangenen Wochen immer sorgfältig ausgefüllt. Welche Erkenntnisse haben Sie durch Ihre ereignisgesteuerten Messungen gewonnen? Wie fielen die Messungen vor und nach den Mahlzeiten aus? Konnten Sie Ernährungsfehler ausmachen, wenn der Wert ungewöhnlich in die Höhe geschnellt war? Welchen Trend erkennen Sie beim Nachlesen der bisherigen Checklisten?

Sind Sie mit der Gewichtsentwicklung zufrieden? Falls das Gewicht stagniert, überprüfen Sie Ihre Ernährungsgewohnheiten, steuern Sie mit Basen gegen, wie auf der vorhergehenden Doppelseite beschrieben, vielleicht lässt sich Ihr Sportprogramm auch steigern.

Rätselauflösung (Seite 103)

Auch wenn Zitronen und Orangen sehr sauer schmecken, so wirken sie im Körper doch schwach basisch bzw. neutral. Am Geschmack kann man die Auswirkungen auf den Säure-Basen-Haushalt also leider nicht erkennen. Es kommt vielmehr darauf an, wie das Nahrungsmittel verstoffwechselt wird und ob es basisch wirkende Mineralstoffe (Kalium, Magnesium, Kalzium) enthält.

Ihre Ernährung

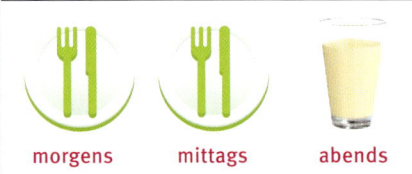

morgens	mittags	abends

Ihre Antidiabetika am Tag 1

	Dosis		
morgens	mittags	abends	nachts
Name			
Name			
Name			

10. Woche

Entspannen Sie sich!

Permanenter Stress – im Beruf, im Alltag – wirkt sich sehr ungünstig auf den Blutzuckerspiegel aus. Wird der Körper in ständiger Alarmbereitschaft gehalten, führt das auch zu tendenziell höheren Zuckerwerten im Blut, da unser Organismus in Urzeiten gelernt hat, dass es in Stress-Situationen lebenswichtig ist, für Kampf oder Flucht schnell verfügbare Energie vorzuhalten. Unsere Empfehlung, nicht nur für Menschen mit Typ-2-Diabetes, lautet daher, regelmäßig – am bes-

Ihre Werte

Tag	1	2	3	4	5	6	7
Gewicht in kg							
Schritte pro Tag							
Blutzuckermessung							
nüchtern							
1½–2 Std. nach dem Frühstück							
vor dem Mittagessen							
1½–2 Std. nach dem Mittagessen							
vor dem Abend-Shake							
1½–2 Std. nach dem Abend-Shake							
vor dem Schlafengehen							
nach einem Ereignis (Sport, Stress etc.)							

ten täglich – zumindest für eine Viertel- bis halbe Stunde zu relaxen und wirklich zur Ruhe zu kommen. In dieser Zeit wird der Parasympathikus die Regie überneh- men; das ist der Teil unseres autonomen Nervensystems, der für Regeneration und Entspannung zuständig ist. Der Blutdruck sinkt und das Herz beruhigt sich. Nach so einer Pause sind Sie erfrischt und erholt.

Bitte bedenken Sie jedoch, dass Fernse- hen keine Entspannung ist, besonders nicht für unser Gehirn. Oft werden hier- bei große Mengen an Stresshormonen ausgeschüttet, die eine tatsächliche Ent- spannung verhindern. Wenn Sie – wie die meisten Menschen bei uns – einer sitzenden Tätigkeit nachgehen, machen

Rätselfrage

Jetzt haben Sie schon einige Erfah- rung mit der Zubereitung von Low- Carb-Mahlzeiten. Bitte versuchen Sie, die folgenden Lebensmittel ge- mäß ihrem Kohlenhydratgehalt in die richtige Reihenfolge zu bringen:

Mais, Erbsen, Rote Bete, Banane, Apfel, Erdbeeren, Himbeeren

Die Lösung steht auf Seite 111.

Sie zwischendurch kleine, bewegte Pau- sen. Stehen Sie regelmäßig auf, z. B. beim Telefonieren.

Entspannung mit Methode

Entspannungskurse werden vielerorts angeboten. Das Verfahren sollte Ih- nen angenehm sein und gut funktionie- ren, damit Sie es im Alltag tatsächlich anwenden. Da die Methoden unter- schiedlich wirken, muss man wirklich ausprobieren, welches das individu- ell geeignete Verfahren ist. Die beiden bekanntesten Entspannungsmetho- den sind Progressive Muskelrelaxation (PMR) und Autogenes Training (AT). Die PMR basiert darauf, dass sich be- wusst angespannte Muskeln anschlie- ßend leichter entspannen lassen. Dazu werden nach einem festen Ablauf-

schema alle großen Muskelgruppen des Körpers nacheinander jeweils für rund 10 Sekunden angespannt und für etwa 30 Sekunden entspannt. Beim AT wird die Selbstsuggestion ge- nutzt, um Entspannung zu erzielen. Das AT basiert auf der Hypnosethera- pie, wobei über verschiedene autosug- gestive Formeln und Vorstellungsbilder die eigene Entspannungs- und Erho- lungsfähigkeit trainiert wird. Das AT wird zunächst im Liegen oder im beque- men, angelehnten Sitzen eingeübt, wo- bei möglichst keinerlei Muskeln ange- spannt werden.

Ihre Ernährung

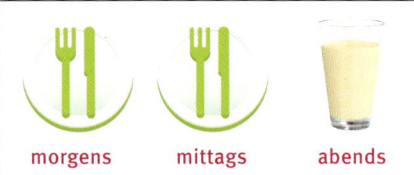

| morgens | mittags | abends |

Ihre Antidiabetika am Tag 1

	Dosis		
morgens	mittags	abends	nachts
Name			
Name			
Name			

11. Woche

Wie bewegt ist Ihr Alltag?

Wir kommen immer wieder auf körperliche Aktivitäten zu sprechen, weil Bewegung grundlegend für Ihre Gesundung – und fundamental für jeden Menschen – ist. Wenn Sie mittlerweile ein ausgeklügeltes Bewegungsprogramm haben, mit dem Sie regelmäßig und mehrmals wöchentlich an unterschiedlichen Sportkursen, Lauf- oder Walking-Treffs, Aqua-Fitness oder Fitness-Center-Angeboten teilnehmen, dann benötigen Sie keine weiteren Anregungen zu diesem Thema.

Ihre Werte

Tag	1	2	3	4	5	6	7
Gewicht in kg							
Schritte pro Tag							
Blutzuckermessung							
nüchtern							
1½–2 Std. nach dem Frühstück							
vor dem Mittagessen							
1½–2 Std. nach dem Mittagessen							
vor dem Abend-Shake							
1½–2 Std. nach dem Abend-Shake							
vor dem Schlafengehen							
nach einem Ereignis (Sport, Stress etc.)							

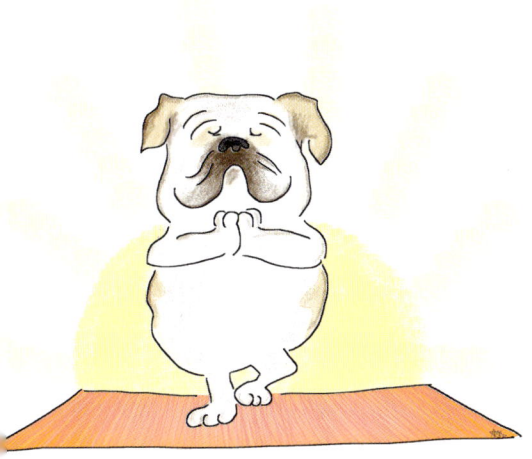

werden in langsamer und konzentrierter Weise eingenommen, eine Weile gehalten und dann gelöst. Die wohltuende Wirkung stellt sich auf jedem Trainingsniveau ein und hängt nicht davon ab, maximale Stellungen oder Gelenkigkeit zu erreichen.

Aber falls Sie mit diesem wichtigen Bereich des Diabetes-Programms nach wie vor auf Kriegsfuß stehen, nur wenige Bewegungseinheiten absolvieren, weil es eben sein muss, dann haben Sie vielleicht noch nicht das Richtige für sich gefunden. Wir führen nur die körperlichen Aktivitäten regelmäßig und langfristig aus, die uns Freude machen und zu uns passen. Da Menschen unterschiedliche Vorlieben und körperliche Voraussetzungen mitbringen, gibt es auch nicht den Sport, der für jeden ideal ist. Die Bewegungsarten, die wir Ihnen nun vorstellen wollen, verbinden auf sehr harmonische Weise entspannende, gymnastische und kräftigende Elemente miteinander. Wenn eine dieser Methoden Sie anspricht, probieren Sie sie – am besten in einem entsprechenden Kurs – aus.

Yoga
Hierbei werden bestimmte ruhig ausgeführte Übungen mit Atemtechniken kombiniert, um Kraft, Ausdauer und Beweglichkeit zu stärken. Die Körperstellungen

Qi Gong
Dies sind Bewegungsübungen, die zur Traditionellen Chinesischen Medizin (TCM) gehören. »Qi« bezeichnet die Lebensenergie, die Mensch und Tier durchfließt. Durch langsame, harmonische Bewegungsabfolgen und eine ruhige Atmung soll das Qi wieder ungehindert strömen und Energieblockaden aufgelöst werden. Qi Gong wirkt beruhigend und ausgleichend, wenn man es regelmäßig praktiziert.

Tai Chi
Auch Tai Chi ist eine Gesundheitsgymnastik aus China. Genau wie bei den anderen Methoden geht es um fließende, harmonische Bewegungen. Die Übungshaltung soll aufrecht, doch entspannt sein. Es werden nur die Muskeln angespannt, die für die Ausführung einer Bewegung tatsächlich erforderlich sind; alle anderen bleiben idealerweise entspannt. Balance und Gewichtsverlagerung spielen daher eine tragende Rolle. Die Bewegungsabläufe werden durch verschiedene Vorstellungsbilder (Visualisierungen) begleitet und unterstützt.

Ihre Ernährung

| morgens | mittags | abends |

Ihre Antidiabetika am Tag 1

	Dosis		
morgens	mittags	abends	nachts
Name			
Name			
Name			

12. Woche

Geschafft!

Die letzte Woche des Diabetes-Programms beginnt. Gehen Sie diese genauso konsequent und diszipliniert an wie die elf vergangenen Wochen. Nehmen Sie sich auf jeden Fall Zeit, um ausgiebig zu bilanzieren. Greifen Sie gern auch auf die Zwischenbilanz aus der sechsten Woche zurück, schauen Sie alle Checklisten, Ihren Gewichtsverlauf und alle sonstigen Notizen durch, die Sie sich im Laufe des Diabetes-Programms gemacht haben. Bitte halten Sie auch Ihre

Ihre Werte

Tag	1	2	3	4	5	6	7
Gewicht in kg							
Schritte pro Tag							
Blutzuckermessung							
nüchtern							
1½–2 Std. nach dem Frühstück							
vor dem Mittagessen							
1½–2 Std. nach dem Mittagessen							
vor dem Abend-Shake							
1½–2 Std. nach dem Abend-Shake							
vor dem Schlafengehen							
nach einem Ereignis (Sport, Stress etc.)							

Ergebnisse schriftlich fest. Idealerweise vereinbaren Sie eine DMP-Untersuchung. Wie haben sich Langzeitblutzucker, Nüchternblutzucker, Blutfette und weitere Stoffwechselparameter entwickelt? Was hat sich beim Blutdruck getan? Wie hat sich die medikamentöse Therapie entwickelt? Konnten Medikamente reduziert werden? Bitte besprechen Sie Ihre Erfolge und auch das weitere Vorgehen mit Ihrem Arzt. Tragen Sie alle Werte in Ihre Abschlusstabelle ein.

Um die Erfolge auch in Zukunft zu erhalten bzw. weiter auszubauen, gehen Sie am besten ähnlich planvoll wie in den vergangenen 12 Wochen vor. Anregungen für die Zeit danach finden Sie auf den nächsten vier Seiten.

Rätselauflösung (Seite 107)

Von den genannten Lebensmitteln enthalten Bananen die meisten und Himbeeren die wenigsten Kohlenhydrate (KH). Erstaunlich ist vielleicht auch die Tatsache, dass Erbsen und Mais mehr Kohlenhydrate enthalten als Äpfel. Die richtige Reihenfolge lautet daher:

1. Himbeeren: 5 g KH/100 g
2. Erdbeeren: 6 g KH/100 g
3. Rote Bete: 8 g KH/100 g
4. Apfel: 11 g KH/100 g
5. Erbsen: 12 g KH/100 g
6. Mais: 16 g KH/100 g
7. Banane: 21 g KH/100 g

Ihr Diabetes-Programm: Was hat es gebracht? Was wollen Sie noch erreichen?

	Anfangs-wert	Nach 12 Wochen	Differenz = erzielte Effekte	Langfristiges Ziel	Zeit, Umsetzung und Bemerkungen
Körpergewicht					
Kleidergröße					
Schritte/Tag					
HbA_{1c}-Wert					
Sport/Bewegung: Stunden pro Woche					
Nüchternblutzucker					
Blutzuckerwert nach dem Frühstück					
Lebensgefühl ☺ ☹					

Wie es weitergeht

Sie haben nicht nur Ihre Disziplin unter Beweis gestellt, sondern auch sehr viel für Ihre Gesundheit und Ihr Wohlbefinden erreicht. Reiten Sie weiter auf dieser Erfolgswelle!

Mit der Abschlusstabelle auf der vorhergehenden Doppelseite haben Sie bereits Ihre zukünftigen Zielwerte festgelegt. Nutzen Sie die Struktur, die Ihnen das 12-wöchige Diabetes-Programm gegeben hat, um in diesem Fahrwasser weiterzumachen. Es wäre schade, wenn Sie Ihre tollen Erfolge zunichtemachen, weil Sie erst einmal eine mehrwöchige Pause einlegen wollen.

Behalten Sie bitte die Aktivitäten und Ernährungsweisen bei, die Ihnen durch das Diabetes-Programm zur Gewohnheit geworden sind. Wenn Sie in den 12 Wochen Ihren Kaffee ohne Zucker getrunken haben, besteht keinerlei Notwendigkeit, das jetzt zu ändern, nur weil das Programm vorbei ist, oder?

Bleiben Sie auch in Zukunft am Ball, um Ihre gute Blutzuckereinstellung beizubehalten. Wenn Sie jetzt gleich in alte Verhaltensmuster zurückfallen, hat Ihnen das Programm nur vorübergehend etwas gebracht.

Wie ernähren Sie sich jetzt?

Vermutlich werden Sie sich aber nicht mit allen Ernährungsvorschlägen gleichermaßen angefreundet haben. Und natürlich steht es Ihnen frei, sich Lieblingsessen oder -zutaten, auf die Sie jetzt 12 Wochen verzichtet haben, zu gönnen. Doch Sie kennen nun die Low-Carb-Prinzipien und haben sie sicherlich auch schon gut verinnerlicht. Versuchen Sie daher weiterhin, Ihren Kohlenhydratkonsum gering zu halten.

Wenn Kohlenhydrate auf den Tisch kommen, sollten sie möglichst in Vollkorn-

Prinzipien stellt den Idealfall dar. Falls Ihnen das vorübergehend nicht möglich ist, sind Gemüse- oder Shake-Tage eine Alternative, um den Stoffwechsel zu entlasten und nicht wieder komplett in alte Ernährungsmuster zurückzufallen. An solchen Tagen ernähren Sie sich, wie in der ersten Woche des Diabetes-Programms, von drei Shakes als Mahlzeitenersatz. Zusätzlich trinken Sie Gemüsesaft und/oder essen rohes oder leicht gedünstetes Gemüse. Oder Sie verzehren zu einer der drei Mahlzeiten eine selbst gemachte Gemüsebrühe. Sie könnten auch eine Shake-Mahlzeit durch einen sättigenden Salat oder ein anderes Gemüsegericht ersetzen. Oder Sie legen einmal pro Woche einen reinen Gemüsetag ein und ernähren sich zu den drei Mahlzeiten nur von Gemüseprodukten: Gemüsesaft- und brühe, Salat, Rohkost, warmen Gemüsegerichten. So ein Gemüsetag stellt zugleich auch einen Basentag dar, weil Gemüse basenreich ist (Seite 103); Sie tun sich und Ihrem Stoffwechsel also doppelt Gutes.

produkten, Gemüse oder Obst und nicht in Weißmehlprodukten oder mit Haushaltszucker gesüßten Lebensmitteln stecken. Wenn Sie Kuchen über alles lieben, dann könnte es vielleicht Vollkorngebäck mit Nüssen und wenig Zucker sein. Falls einmal eine Mahlzeit sein muss, die ganz und gar nicht den Low-Carb-Prinzipien entspricht, versuchen Sie dies, bei der nächsten Mahlzeit auszugleichen. Sie könnten dann beispielsweise einfach einen Shake und ansonsten viel Wasser trinken. Wenn möglich, wäre natürlich auch eine zusätzliche Sporteinheit super, dann kann Ihr Körper den hohen Blutzucker mit Muskelarbeit verbrauchen.

Gemüse- oder Shake-Tage als Ausgleich

Die Ihrem Energieverbrauch entsprechende Ernährung gemäß Low-Carb-

Alle Jahre wieder

Wenn das Diabetes-Programm Ihnen gutgetan hat, spricht nichts dagegen, es zu wiederholen. Sie könnten es zum Beispiel einmal im Jahr während der Fastenzeit beginnen und befinden sich damit in guter Gesellschaft mit vielen anderen Menschen, die wissen, wie bereichernd Maßhalten bzw. vorübergehender Verzicht sein kann.

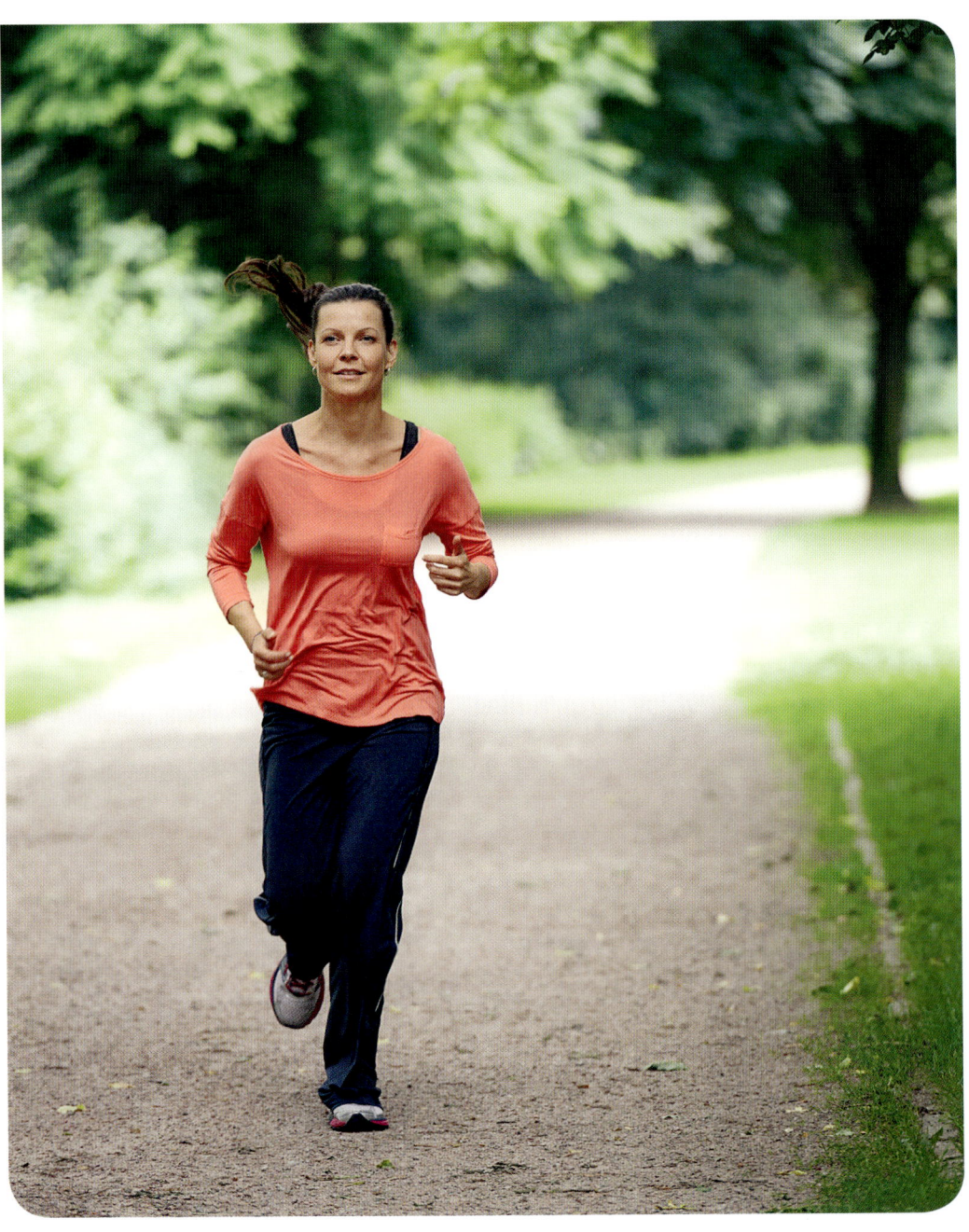

Weiter so!

Körpergewicht kontrollieren

Behalten Sie das tägliche Wiegen bei, notieren Sie das Gewicht und führen Sie auch gern den Kurvenverlauf fort. Das Körpergewicht sollte weiterhin langsam sinken, es sei denn, Sie haben bereits Ihr Normalgewicht erreicht. Die tägliche Gewichtskontrolle bietet einen guten Anreiz, die Bausteine des Diabetes-Programms umzusetzen, und stellt eine wichtige Überwachungsinstanz dar. An Ihrer Waage erkennen Sie relativ früh, wenn die Entwicklung in die falsche Richtung geht.

Blutzucker messen

Auch das Messen Ihres Blutzuckers führen Sie bitte weiter; es muss nicht mehr so oft sein, falls Sie sich sicher und gut fühlen. Bei besonderen Ereignissen, z. B. einem Infekt, lohnt es sich, wieder öfter zu messen.

Schritte zählen

Hatten Sie den Schrittzähler immer dabei? Dann nehmen Sie ihn auch zukünftig überallhin mit und versuchen Sie, die Schrittzahl pro Tag noch zu steigern. Falls Sie jetzt denken, noch mehr Schritte pro Tag geht doch gar nicht: Das Maximum hätten Sie dann erreicht, wenn Sie sich den ganzen Tag bewegen würden; aber davon sind Sie aller Wahrscheinlichkeit nach noch sehr weit entfernt! Deshalb bitte gern weiter steigern!

Möglichkeiten dazu sind: mehr Erledigungen zu Fuß machen; auch längere Strecken per pedes zurücklegen; eine Straßen- oder U-Bahn-Station früher aussteigen und den Rest laufen; Rolltreppen und Fahrstühle links liegen lassen; Botengänge für andere, beispielsweise die älteren Nachbarn, erledigen; Rasen mähen, Laub harken; Hundespaziergänge (eigener, Nachbarshund oder Tierheim) machen etc.

Ausdauersport treiben

Aber vielleicht ist Laufen oder spazieren gehen nicht für Sie geeignet, weil die Knie oder andere Gelenke schon zu sehr gelitten haben. Dann empfehlen sich alle Sportarten im Wasser wie Schwimmen, Aqua-Fitness, Aqua-Jogging usw. Die meisten Kraftsporttrainings und Sportarten zur Stabilisierung von Rücken und Rumpfmuskulatur lassen sich auch sehr gelenkschonend im Liegen, Sitzen oder Stehen ausführen. Im Fitness-Studio finden Sie zahlreiche Geräte, die auch bei Knieproblemen geeignet sind. Die asiatischen und indischen Methoden wie Yoga, Tai Chi und Qi Gong sind ebenfalls nicht stark gelenkbelastend. Das soll nur deutlich machen, dass jeder sich bewegen kann, wenn er möchte. Körperliche Probleme sollten nicht als Ausrede dafür verwendet werden, sich nicht zu bewegen.

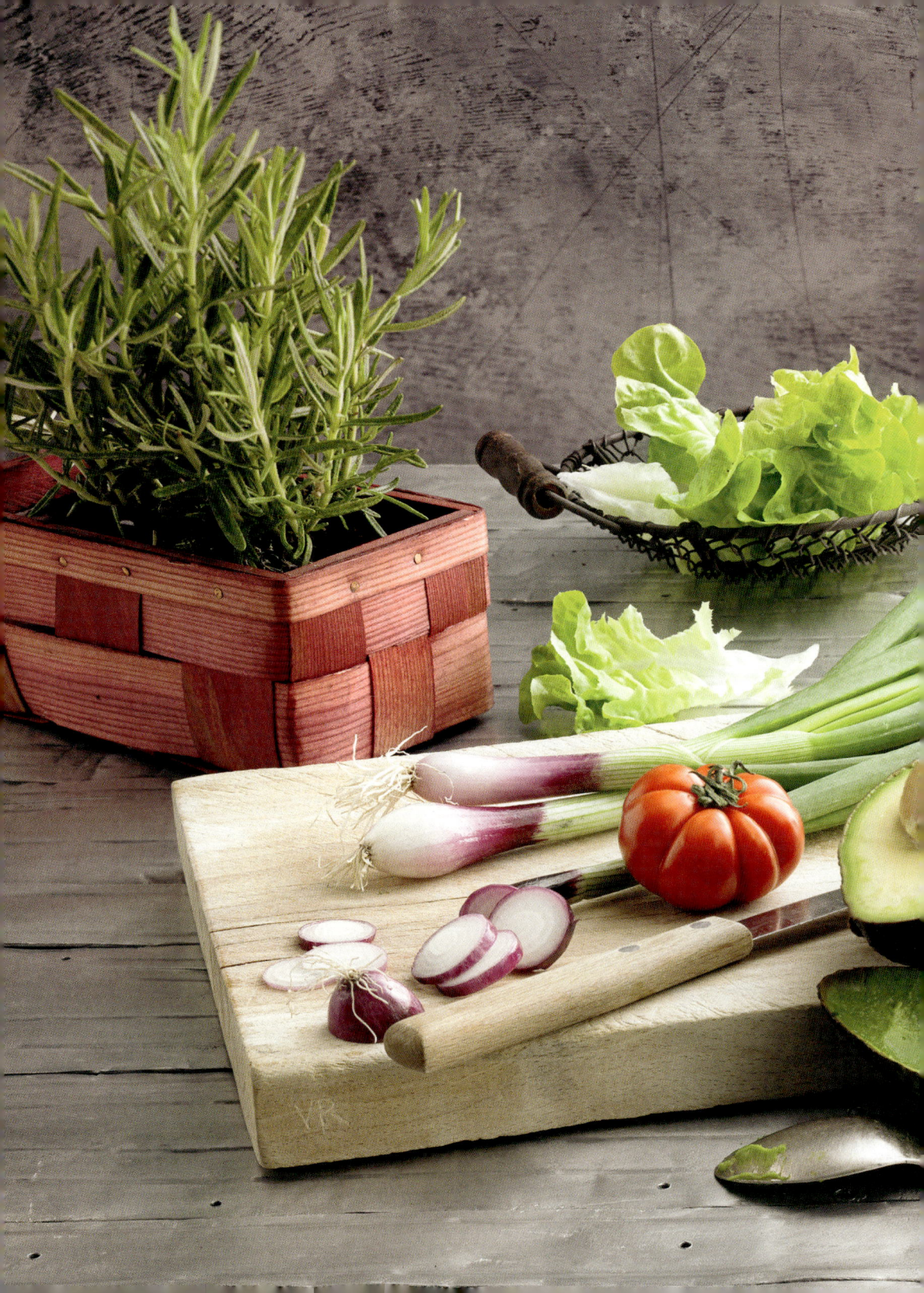

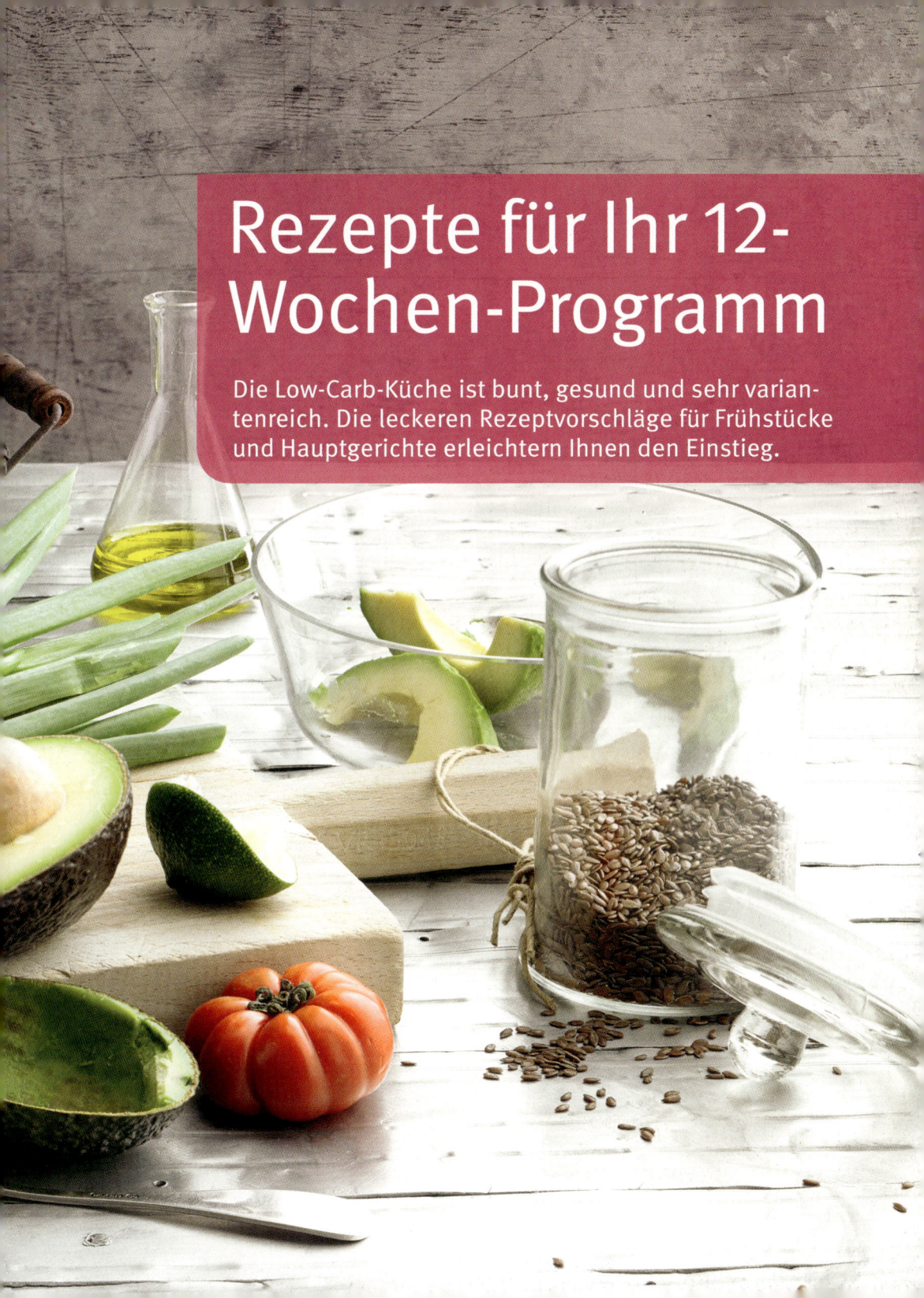

Rezepte für Ihr 12-Wochen-Programm

Die Low-Carb-Küche ist bunt, gesund und sehr variantenreich. Die leckeren Rezeptvorschläge für Frühstücke und Hauptgerichte erleichtern Ihnen den Einstieg.

So funktioniert die Ernährungsumstellung

Mit wenigen zusätzlichen Ingredienzien wie grünem Gemüse, scharfen Gewürzen oder süßen Beerenfrüchten schmeckt jeder Shake anders, wenn Sie gern Abwechslung möchten.

In der ersten Woche wird ge-shaked

In der ersten Woche rühren Sie sich morgens, mittags und abends einen Shake als Mahlzeitenersatz an. Verwenden Sie dazu die kohlenhydratarme, proteinreiche Formuladiät (Seite 53). Die meisten Formulapulver haben keinen ausgeprägten Eigengeschmack, was Ihnen die Möglichkeit bietet, Ihren Lieblingsgeschmack selbst hineinzubringen. Verwenden Sie dafür nur natürliche, zuckerfreie bzw. zuckerarme Zutaten. Mit Gemüse, Kräutern und Gewürzen erhalten Sie nicht nur einen köstlichen Shake, sondern bekommen auch noch eine Extra-Portion Vitamine und andere gesundheitsförderliche Pflanzenstoffe dazu.

Zum Anrühren eignen sich neben Wasser oder Mineralwasser auch alle fettarmen (1,5 % Fettgehalt) und zuckerarmen Flüssigkeiten wie Milch, Kokosmilch, Sojadrink, Mandelmilch etc. Für den Geschmack genügt es auch oft, etwas von diesen »Milcharten« zu nehmen und den Rest mit Wasser aufzufüllen.

Tee oder Kaffee zugeben

Extrem viele und völlig kalorienneutrale Geschmacksvariationen sind durch die Zubereitung mit Tee möglich. Diesen sollten Sie rechtzeitig zubereiten, damit er ausreichend abkühlen kann, bevor Sie Ihren Shake damit anrühren. Alle Flüssigkeiten zum Anrühren sollten kalt oder höchstens lauwarm sein, damit die Inhaltsstoffe der Formuladiät nicht leiden. Experimentieren Sie gern mit Chai-Tee, Mate-Tee, grünem Tee, Yogi-Tee, Pfefferminz- und anderen Kräutertees, Roibuschtee usw. Natürlich spricht auch

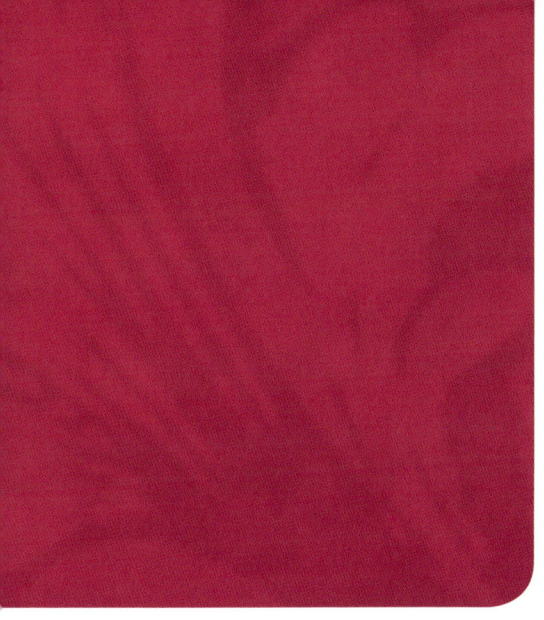

rettich bringt gesunde Schärfe hinein. Auch alle Gewürze in Pulverform wie Zimt, Vanille, Curry sind schnell zugegeben und bringen sofort eine Geschmackvariation.

Frucht-Shakes

Fruchtig wird Ihre Shake, wenn Sie beispielsweise einige pürierte Himbeeren, Erdbeeren oder Blaubeeren zugeben. Aber bitte nicht mehr als etwa 50 g Früchte verwenden und auch keine zuckerreichen Sorten wie Bananen, damit Ihr Blutzuckerspiegel keinen Grund zum Ansteigen hat.

nichts dagegen, sich zum Frühstück einen Kaffee- bzw. Espresso-Shake zu gönnen, indem Sie einfach etwas kalten Kaffee bzw. Espresso dazugeben (ohne Zucker, versteht sich).

Gemüse- oder Kräuter-Shakes zubereiten

Zum Mittag könnte es dann gemüsig und scharf werden, indem Sie den Shake mit zuckerfreiem Gemüsesaft bzw. einer Gemüsesaft-Wasser-Mischung anrühren und mit beliebigen Gewürzen »anfeuern« (Chili, Paprika, Pfeffer usw.). Oder Sie entsaften bzw. pürieren sich selbst Gemüse, Salat und Kräuter Ihrer Wahl. Geeignet sind beispielsweise Möhren, Stangensellerie, Rote Bete, Blattspinat, Gurke, Tomate, Rettich, Radieschen, Rucola oder andere Blattsalate, Petersilie, Basilikum, Minze. Etwas frischer Ingwer oder Meer-

Ab Woche 2 kommen Low-Carb-Mahlzeiten dazu

Die Rezepte, die Sie auf den nächsten Seiten finden, sollen nur eine kleine Anregung darstellen, wie Sie sich zukünftig gemäß den Low-Carb-Regeln ernähren können. Wir empfehlen Ihnen, auch nach dem 12-Wochen-Programm bei dieser Ernährungsform zu bleiben. So können Sie, wenn erforderlich, noch weiter abnehmen bzw. Ihr Gewicht problemlos halten. Ihr Blutzuckerspiegel bleibt im grünen Bereich, Sie benötigen keine oder nur wenige Antidiabetika. Auch der Insulinspiegel wird nicht mehr in die Höhe schießen, was, wie Sie mittlerweile wissen, wie eine Abnehmbremse wirkt. Blutfette und Blutdruck werden sich weiter normalisieren.

Eine Low-Carb-Ernährung ist optimal, um für eine stetige Fettverbrennung zu sorgen. Durch den hohen Eiweißanteil sättigen die Mahlzeiten hervorragend und halten auch lange satt. Heißhungerattacken und Süßhunger gehören der Vergangenheit an. Je besser Sie die verzehrte Kohlenhydratmenge und -qualität im Blick behalten, desto leichter wird es im wahrsten Sinne des Wortes für Sie.

In den Pausen zwischen den Mahlzeiten ernährt sich der Körper von den Fettreserven. Wird dagegen ständig Nahrung nachgefüllt, bleibt ihm nichts anderes übrig, als die überflüssigen Nährstoffe als Fettpolster einzulagern.

Woche 2–4: zwei Shakes und ein Mittagessen

Idealerweise nehmen Sie in Woche 2–4 des Diabetes-Programms, wie schon in den Wochenplänen beschrieben, als Frühstück und als Abendessen einen kohlenhydratarmen und proteinreichen Shake zu sich. Für die Mittagsmahlzeit wählen Sie dann aus den Rezeptideen für Hauptgerichte ein leckeres Essen aus. Idealerweise sollte die Proteinkomponente der Mahlzeit mal pflanzlich und mal tierisch sein.

Pflanzliche Eiweißlieferanten sind z. B. Tofu, alle Hülsenfrüchte wie Erbsen, Linsen und Bohnen. Auch Pilze sind günstig, da sie kalorienarm sind, kaum Kohlenhydrate enthalten, aber dafür verhältnismä-

ßig eiweißreich sind. Zu den tierischen Eiweißlieferanten zählen diverse Milchprodukte wie Hartkäse, Hüttenkäse, Magerquark und alle Gerichte, die aus Eiern hergestellt werden. Fisch, Meeresfrüchten oder Fleisch oder Fleischwaren wie Schinken sind natürlich am eiweißreichsten, sollten jedoch dennoch nicht täglich verzehrt werden.

Woche 5–12: Frühstück, Mittagessen und ein Shake

Ab der fünften Woche bereiten Sie sich zwei Low-Carb-Mahlzeiten pro Tag zu und trinken als dritte Mahlzeit Ihren Shake. Für den Stoffwechsel am besten wären ein abendlicher Shake und die Mahlzeiten zum Frühstück und zum Mittagessen. Falls Ihnen das nicht möglich ist, können Sie mit dem Shake aber auch Frühstück oder Mittagessen ersetzen, so wie es am besten für Sie passt.

Unter jedem Rezept finden Sie jeweils die Nährwerte pro Portion:
- kcal = Kilokalorien
- E = Eiweiß
- F = Fett
- KH = Kohlenhydrate
- BE = Broteinheit
- BS = Ballaststoffe

Weitere Abkürzungen:
- ml = Milliliter
- TL = Teelöffel
- EL = Esslöffel
- Msp. = Messerspitze

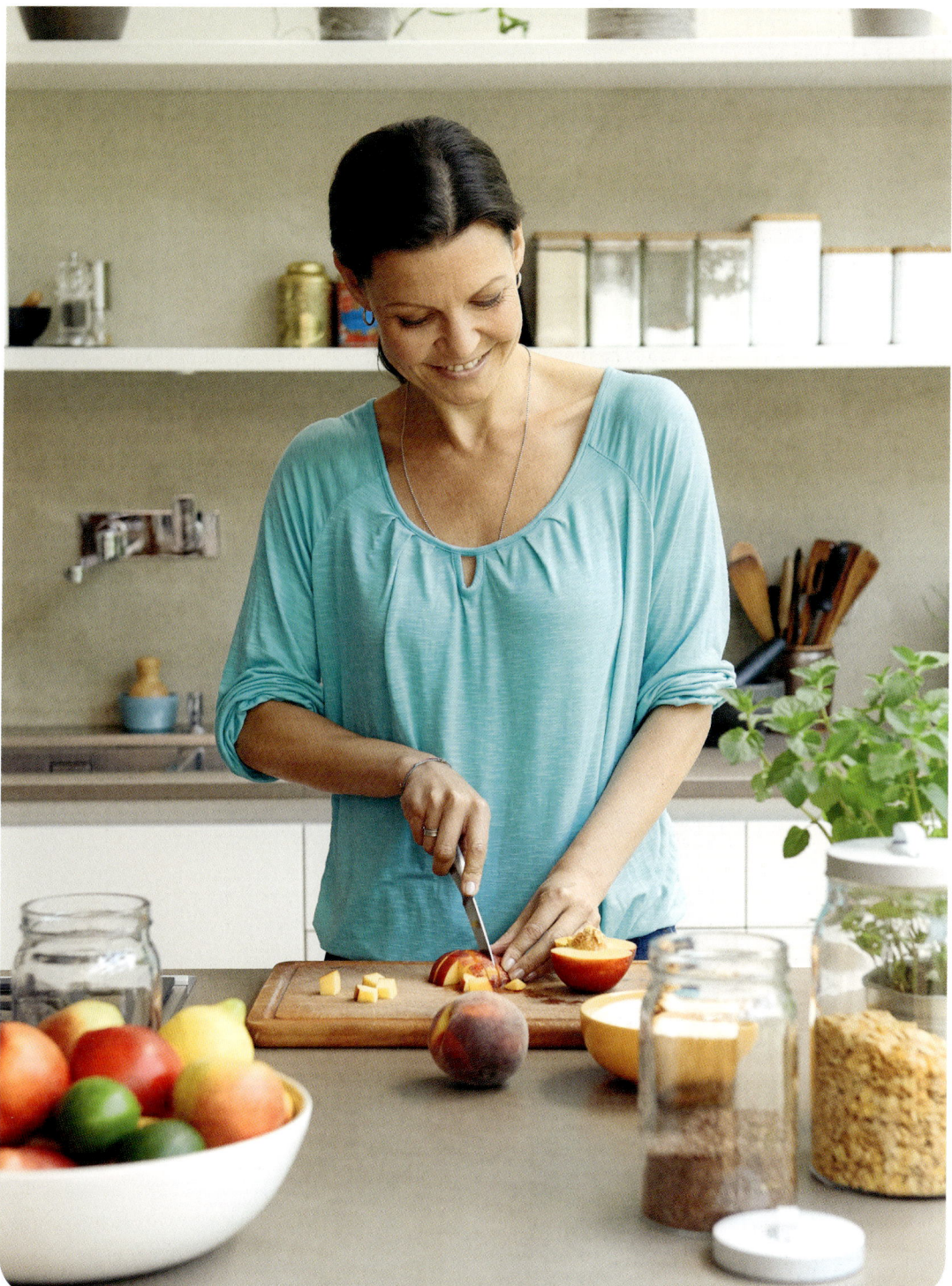

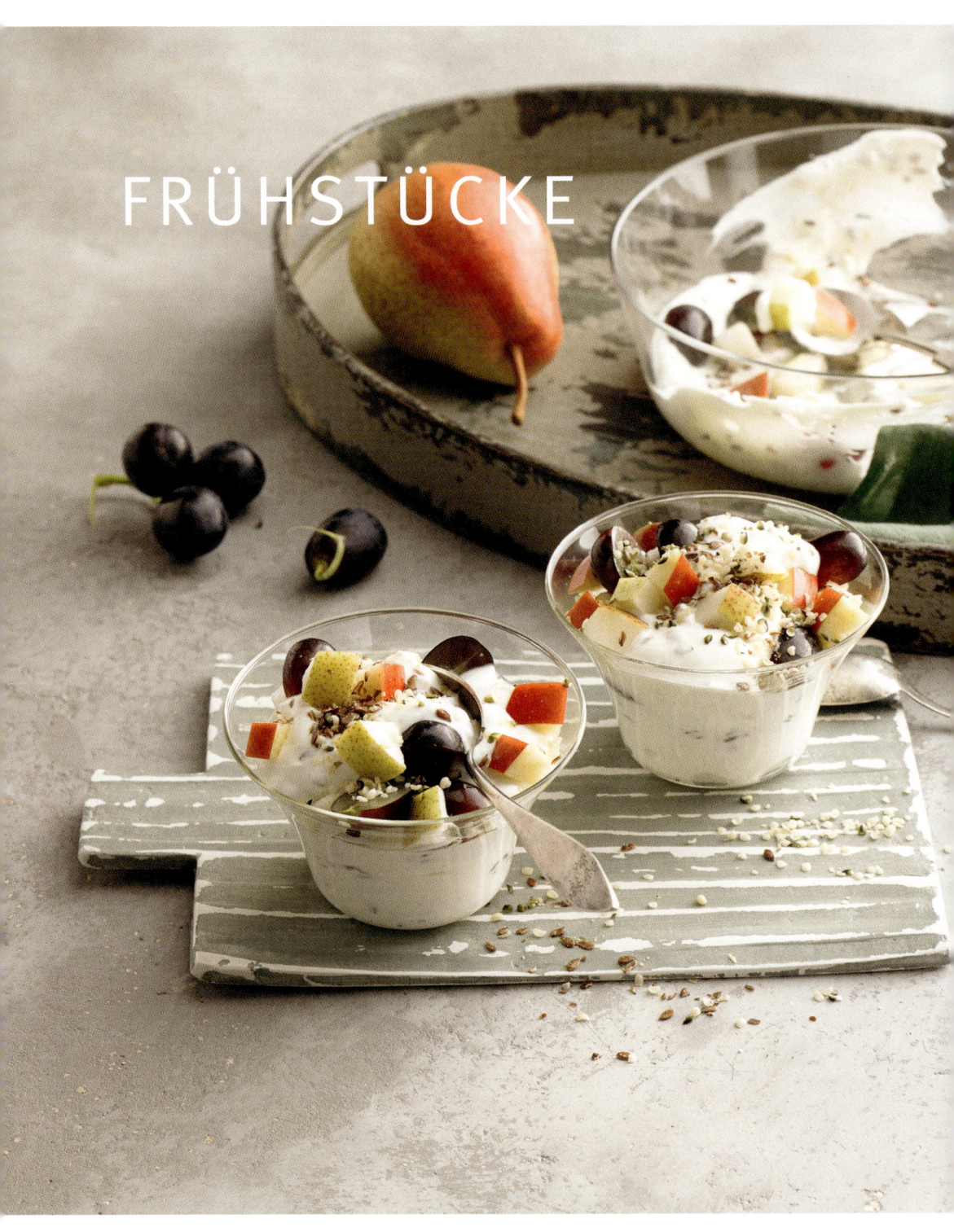

FRÜHSTÜCKE

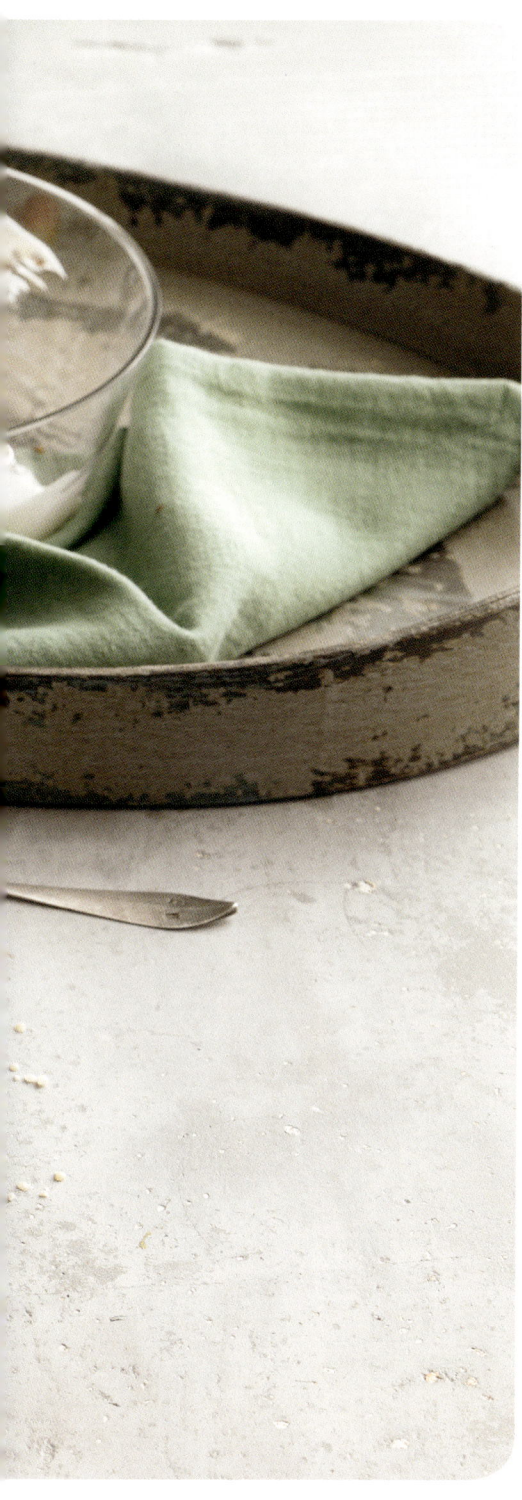

Mit Hanfsamen

Joghurt-Quark-Creme mit Früchten

Für 2 Personen
🕐 10 Min.

250 g Magerquark • 100 g Joghurt, fett-arm • 100 ml Mineralwasser mit Kohlen-säure • 2 EL geschroteten Leinsamen • ¼ Apfel (50 g) • ½ Birne (60 g) • 2 EL Weintrauben (50 g) • 2 EL Hanfsamen

● Quark und Joghurt in einer Schüssel mit Mineralwasser glatt rühren. Den Leinsamen unterrühren.

● Früchte waschen. Apfel und Birne in Würfel schneiden, Weintrauben halbie-ren. Die Früchte unterheben.

● Die Früchte-Quark-Creme auf zwei Schalen verteilen. Jeweils 1 EL Hanf-samen darüberstreuen und servieren.

Tipp Statt Apfel und Birne können Sie auch 20 g getrocknete Goji-Beeren ver-wenden. Diese weichen Sie ca. 10 Min. in ein wenig lauwarmem Wasser ein und geben sie dann zusammen mit dem Wasser in die Quark-Joghurt-Creme; sonstige Zubereitung wie oben.

Nährwerte
275 kcal • 24 g E • 11 g F • 18 g KH • 1,6 BE • 5 g BS

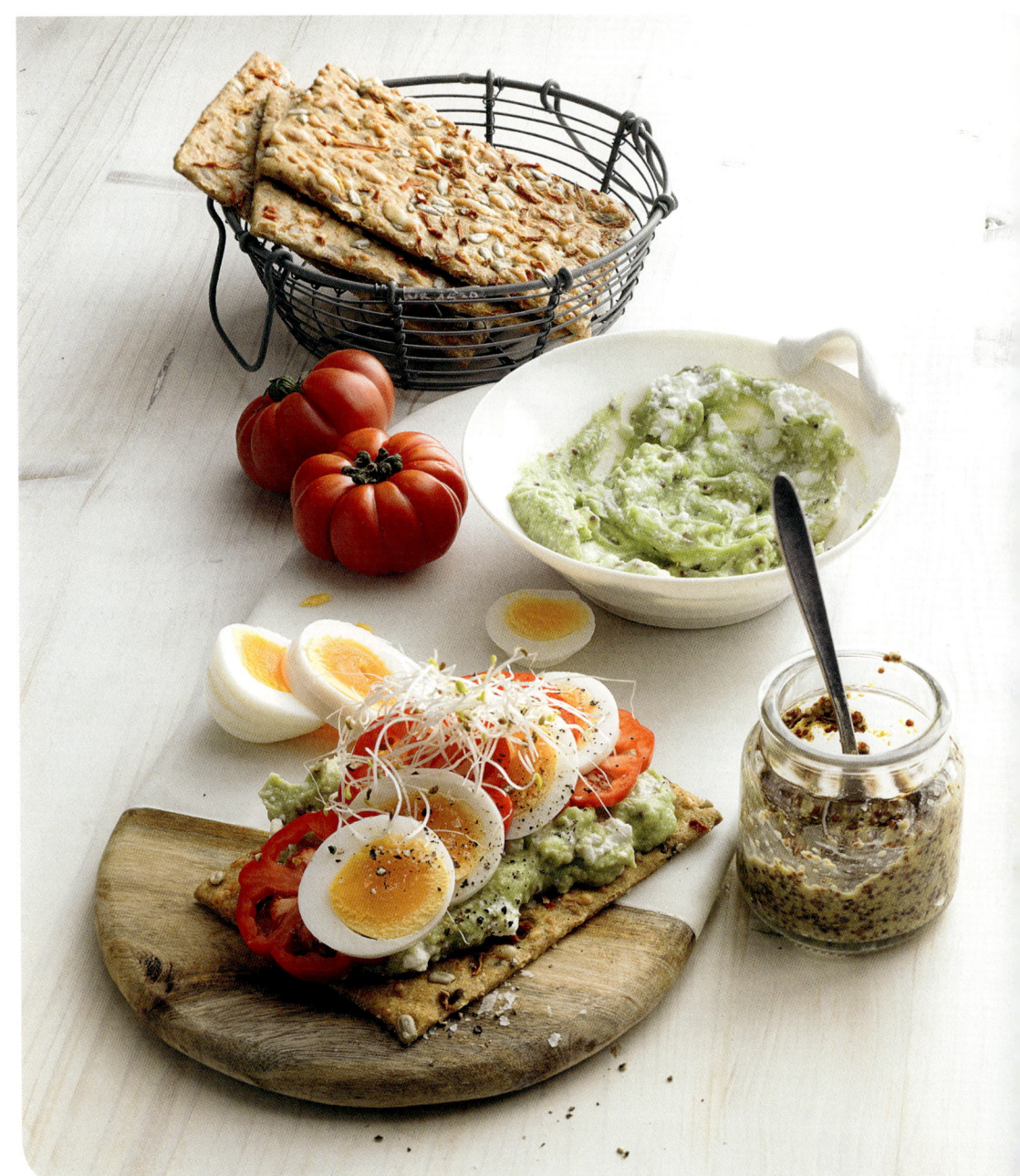

Mit knusprigen Amaranth-Pops

Aronia-Müsli mit Dinkelkleie

Für 2 Personen
⊘ 8 Min.

200 g Soja-Joghurt • 2 EL Magerquark (50 g) • 100 ml Sojadrink • 4 EL Soja-Flocken • 2 EL Dinkel-Kleie • 4 EL Amaranth, gepoppt • 2 EL Aronia-Beeren, getrocknet

● Sojajoghurt, Quark und Sojadrink glatt rühren.

● Sojaflocken, Kleie, Amaranth-Pops und Aronia-Beeren unterheben. Einige Beeren für die Dekoration aufbewahren. Diese zum Schluss über das Müsli streuen.

Nährwerte
260 kcal • 21 g E • 5 g F • 21 g KH • 1,7 BE • 12 g BS

Mit Avocadocreme und Ei

Knäckebrot spezial

Für 2 Personen
⊘ 15 Min.

2 Eier, Größe M • 1 reife Avocado • 4 EL Hüttenkäse • 2 TL Senf • schwarzer Pfeffer • 1 Prise Salz • 2 EL Alfalfa- oder andere Sprossen • 2 Tomaten • 4 Scheiben Vollkornknäckebrot

● Die Eier hart kochen, abschrecken, abpellen, etwas abkühlen lassen und in Scheiben schneiden.

● Die Avocado halbieren, mit einem Esslöffel das Fruchtfleisch herauslösen und in eine Schüssel geben. Hüttenkäse, Senf, Pfeffer und Salz zugeben und unter die Avocado heben.

● Diese Creme auf die 4 Knäckebrot-Scheiben verteilen, die Sprossen darüberstreuen. Tomaten waschen, Stielansatz entfernen und in Scheiben schneiden.

● Tomaten- und Eischeiben abwechselnd auf dem Avocadocreme-Knäcke verteilen.

Nährwerte
285 kcal • 18 g E • 13 g F • 18 g KH • 1,5 BE • 8 g BS

◄ Knäckebrot spezial

Mit Meerrettich-Frischkäse-Creme

Herzhafter Lachs-Pumpernickel

Für 2 Personen
⊘ 10 Min.

4 EL Frischkäse, fettarm • 2 TL Meerrettich (Glas) • 200 g Bio-Gurke • 100 g geräucherten Lachs • 2 Scheiben Pumpernickel • etwas schwarzer Pfeffer • 2 Dill-Sträußchen

● Den Frischkäse mit dem Meerrettich verrühren und den Pumpernickel damit bestreichen.

● Die Gurke waschen und trocknen, in Scheiben schneiden und auf dem Meerrettich-Frischkäse verteilen.

● Die Lachsscheiben darauflegen, mit frisch gemahlenem schwarzem Pfeffer und den Dill-Sträußchen dekorieren.

Variante statt Räucherlachs geräucherte Forellenfilets

Nährwerte
330 kcal • 28 g E • 15 g F • 22 g KH • 1,8 BE • 6 g BS

Süß-fruchtiges Frühstück

Früchtejoghurt mit Flocken

Für 2 Personen
⊘ 10 Min.

100 g Nektarine • 100 g Pfirsich • 6 EL Soja-Flocken • 2 EL Dinkel-Kleie • 1 EL Leinsamen, geschrotet • 150 g Sojajoghurt • 150 g Joghurt, fettarm

● Die Früchte waschen, halbieren, entsteinen und in Würfel schneiden.

● Sojajoghurt und Joghurt cremig rühren, Soja-Flocken, Leinsamen und Kleie unterrühren.

● Die Früchte unterheben, auf zwei Schälchen verteilen und genussvoll in den Tag starten.

Nährwerte
290 kcal • 24 g E • 7 g F • 17 g KH • 1,4 BE • 14 g BS

❯❯ Früchtejoghurt mit Flocken

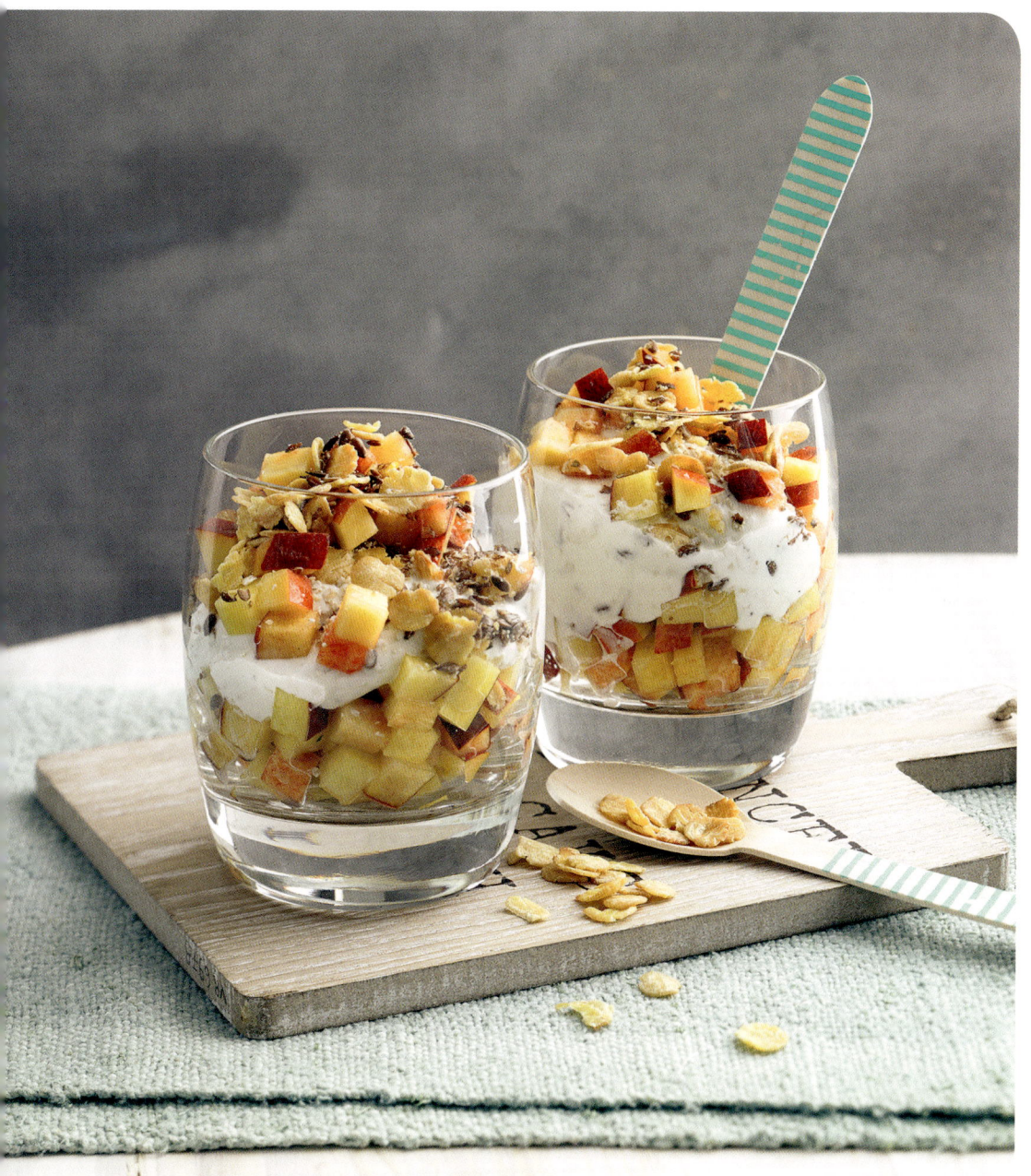

Vitamin- und Energie-Kick

Fitness-Brot

Für 1 Person
⊘ 10 Min.

4 EL Magerquark • 1 Schuss Milch
(ca. 50 ml) • 1 TL Leinöl • 1 EL frische gehackte Kräuter (auch TK-Ware) • Pfeffer •
Salz • Rosenpaprika • 1 Scheibe körniges
Vollkornbrot • 3 Radieschen • ¼ Gurke •
1 Tomate • 2 EL Sprossen

● Den Quark mit der Milch und dem
Leinöl glatt rühren, mit Pfeffer, Salz und
Rosenpaprika würzen und die Kräuter
unterheben.

● Das Vollkornbrot damit bestreichen
und auf einen Teller legen. Die Sprossen
abbrausen, trocken tupfen und darüberstreuen.

● Das Gemüse waschen, trocknen, in
Scheiben schneiden und dekorativ auf
den Teller legen.

Nährwerte
285 kcal • 22 g E • 9 g F • 22 g KH • 1,8 BE •
7 g BS

Auf getoastetem Roggenbrot

Eiersalat mit Schnitt-lauch

Für 2 Personen
⊘ 10 Min.

4 Eier • 2 EL Joghurt, 1,5 % Fett • ½ Bund
Schnittlauch • Pfeffer • Salz • 2 Scheiben
Roggenbrot (à 40 g)

● Die Eier hart kochen, abschrecken und
pellen. 4 Scheiben abschneiden und beiseitelegen. Die restlichen Eier in kleine
Würfel schneiden, in eine Schüssel geben und mit dem Joghurt vorsichtig vermengen. Mit Pfeffer und Salz würzen.

● Schnittlauch waschen, trocken tupfen
und in feine Röllchen schneiden und bis
auf 2 TL unter den Eiersalat heben.

● Das Roggenbrot toasten. Den Eiersalat auf dem getoasteten Roggenbrot anrichten und mit den Eierscheiben dekorieren.

Nährwerte
280 kcal • 20 g E • 13 g F • 19 g KH • 1,6 BE •
4 g BS

Auf frischem Vollkornbrot
Pikanter Tofu-Aufstrich

Mit reichhaltiger Gemüsebeilage
Hüttenkäse-Pumpernickel

Für 2 Personen
⊘ 15 Min.

150 g Ricotta • 200 g Seidentofu • 2 getrocknete Tomaten • 200 g Kirschtomaten • ½ TL Paprikapulver, edelsüß • frisch gemahlener schwarzer Pfeffer • Salz • 3 Stiele Basilikum • 2 Scheiben grobkörniges, frisches Vollkornbrot (à 30 g)

• Ricotta mit dem Seidentofu verrühren. Die getrockneten Tomaten sehr fein schneiden und zugeben. Die Kirschtomaten waschen und vierteln. Einige Viertel für die Dekoration beiseitelegen.

• Die restlichen Viertel in die Quarkcreme geben, mit den Gewürzen abschmecken.

• Basilikum waschen und trocken tupfen; vier Blätter für die Garnitur aufheben, die restlichen fein schneiden und unterrühren.

• Die Quarkcreme auf zwei Scheiben Vollkornbrot verteilen, mit je zwei Basilikumblättern und einigen Tomaten-Vierteln garnieren und servieren.

Nährwerte
330 kcal • 20 g E • 18 g F • 18 g KH • 1,5 BE • 4 g BS

Für 2 Personen
⊘ 15 Min.

200 g Hüttenkäse • frischer schwarzer Pfeffer • etwas Salz • 2 EL frische, gehackte Kräuter • 100 g Radieschen • 1 Frühlingszwiebel • 2 Mairübchen (Weißrübchen) • 200 g Kirschtomaten • ½ Bio-Gurke • 2 Scheiben Pumpernickel

• Den Hüttenkäse in eine Schüssel geben, mit Pfeffer und Salz würzen. Die Kräuter unterheben.

• Gemüse waschen und putzen. Die Radieschen in kleine Würfel und die Frühlingszwiebel in feine Ringe schneiden. Beides unter den Hüttenkäse heben.

• Zwei Teller vorbereiten. Mairübchen achteln, Kirschtomaten halbieren und die Gurke in Scheiben schneiden. Den Pumpernickel auf die Teller legen, jeweils die Hälfte des Hüttenkäses auf je eine Scheibe Pumpernickel geben. Das Gemüse dekorativ anrichten.

Nährwerte
240 kcal • 22 g E • 3 g F • 22 g KH • 1,8 BE • 8 g BS

Als gut sättigendes Frühstück oder auch zum Mittag- oder Abendessen

Kräuter-Omelette mit Grill-Tomaten

Für 2 Personen
⊘ 25 Min.

- 4 Eier
- 100 ml Milch
- 2 EL frische Kräuter (Schnittlauch, Petersilie und Kerbel)

- frisch gemahlener schwarzer Pfeffer
- Salz
- 1 EL Rapsöl
- 2 große Tomaten

- 2 EL geriebener Emmentaler
- 4 dünne Scheiben Vollkornbaguette

● Die Eier mit der Milch in einer Schüssel gut verschlagen, mit Pfeffer und Salz würzen und gehackte Kräuter unterrühren.

● Den Grill des Backofens auf 220 °C vorheizen. Die Tomaten waschen, den Stiel ausschneiden, Tomaten halbieren. Mit Pfeffer würzen.

● Die Tomatenhälften auf ein mit Backpapier ausgelegtes Blech setzen und im Ofen für ca. 8–10 Min. unter den Grill schieben. Das Blech herausnehmen, den geriebenen Käse gleichmäßig auf den Hälften verteilen und noch einmal für ca. 5 Min. unter den Grill schieben. Den Backofen abschalten.

● Die Hälfte des Öls in einer Pfanne erhitzen, die Hälfte des gequirlten Eis vorsichtig darin stocken lassen, eine Hälfte über die andere klappen, auf einen Teller geben und im Backofen warm stellen. Mit dem restlichen Ei ebenso verfahren.

● Nun die Grilltomaten zu den Omeletts auf die Teller geben, je zwei dünne Scheiben Vollkorn-Baguette dazulegen und servieren.

Nährwerte
365 kcal • 22 g E • 20 g F • 17 g KH • 1,5 BE • 5 g BS

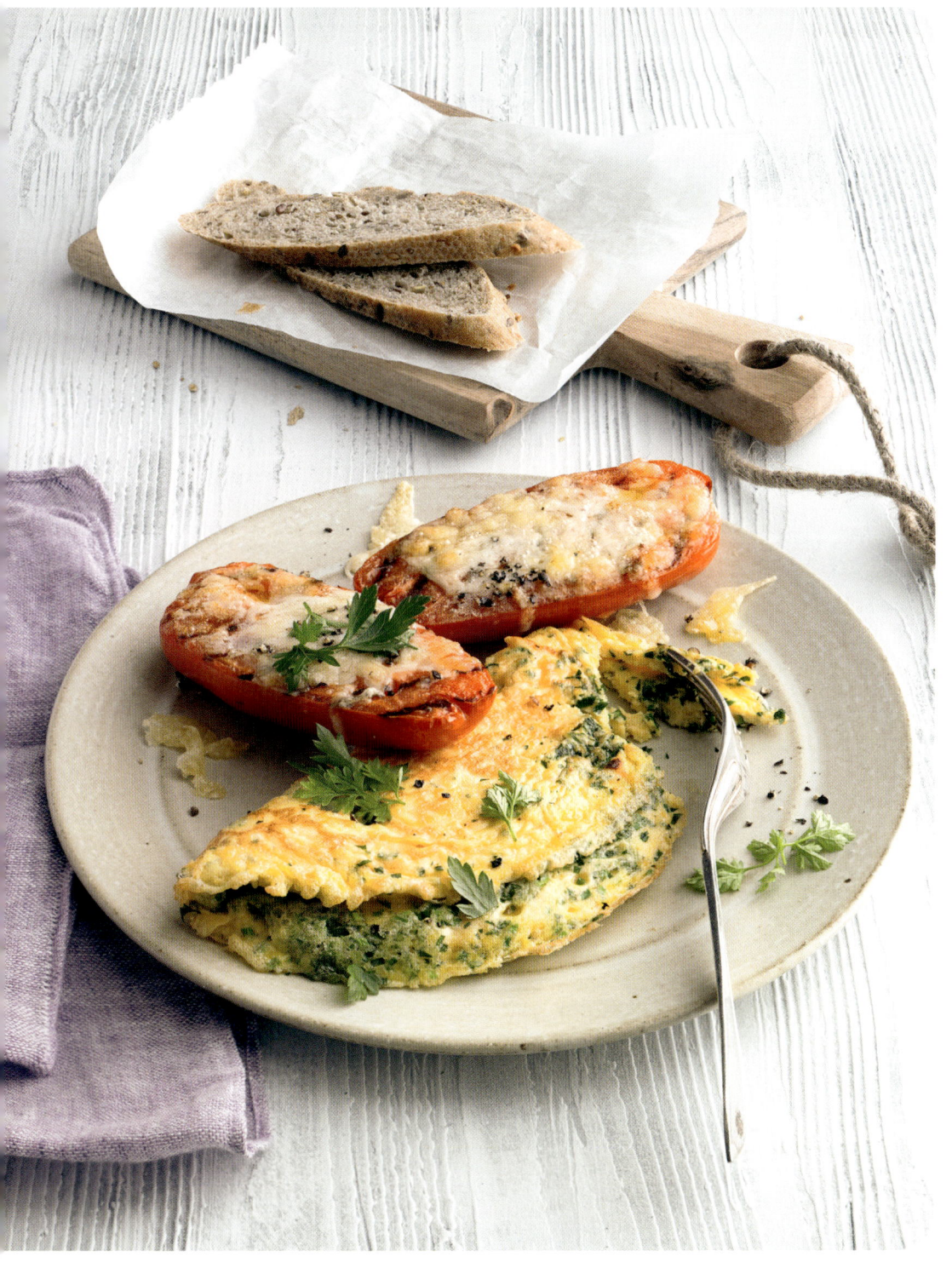

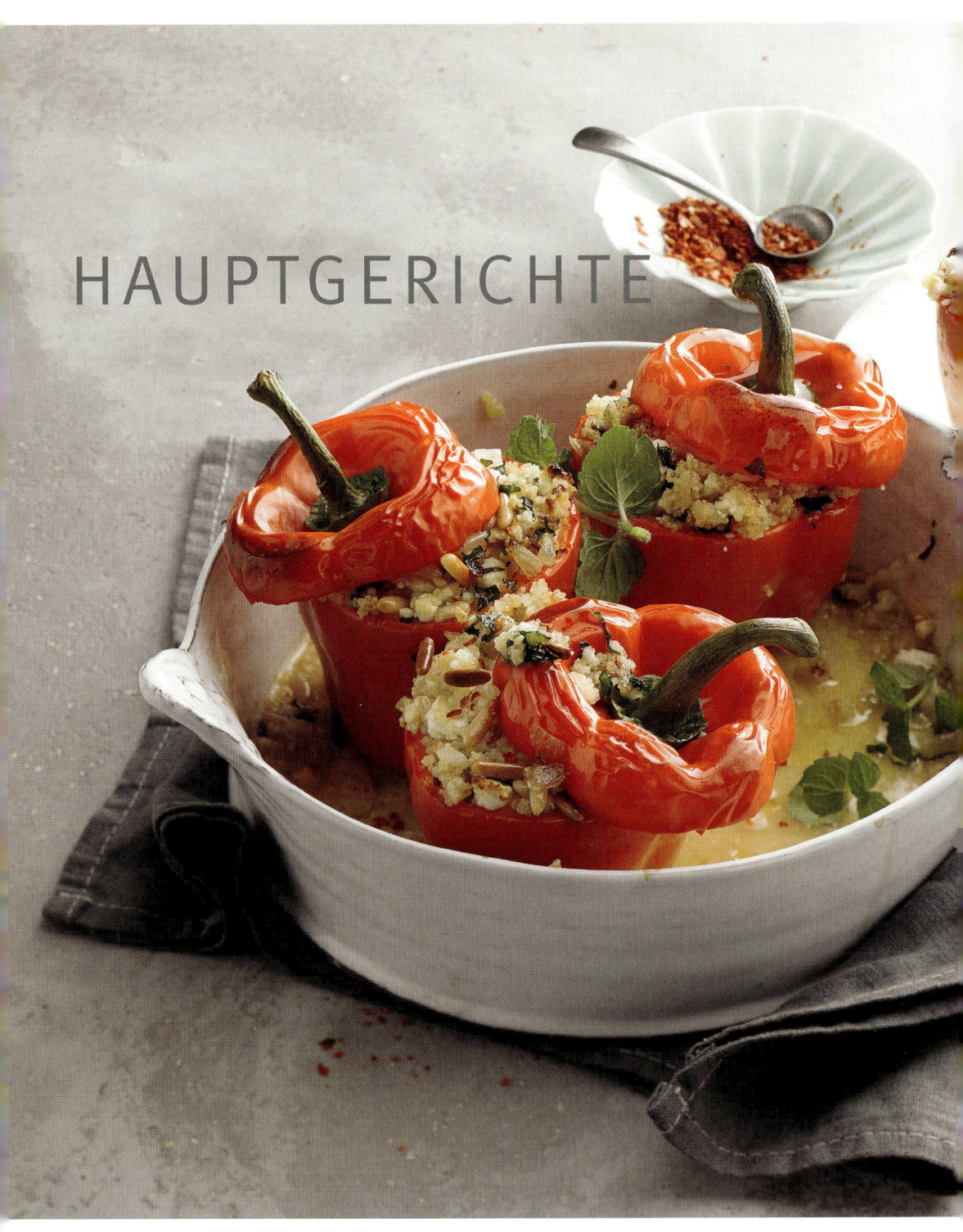

HAUPTGERICHTE

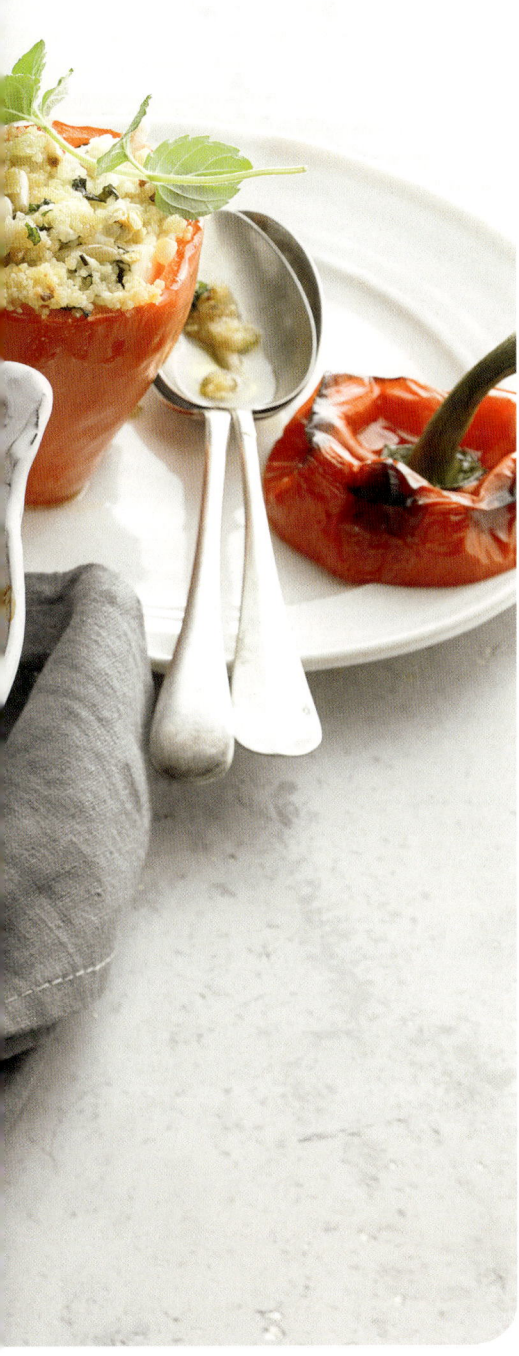

Mit mediterraner Couscous-Füllung

Gefüllte Mini-Paprika-schoten

Für 2 Personen
⊘ 30 Min. + 10 Min Backzeit

4 kleine Paprikaschoten • 100 ml Gemüsebrühe • 50 g Couscous • 1 Zweig frische Minze • 20 g Pinienkerne • 2 Schalotten • 2 Knoblauchzehen • 2 EL Olivenöl • 25 ml weißer Balsamico-Essig • 100 g Feta, fettarm • 1 TL Chiliflocken • Salz • Pfeffer

● Paprika waschen, den oberen Teil abschneiden und aushöhlen.

● Couscous in der heißen Brühe 5 Min. quellen lassen. Minze hacken.

● Backofen auf 200 °C vorheizen. Pinienkerne kurz rösten, dann hacken. Schalotten und Knoblauch abziehen, fein würfeln und in 1 EL Öl andünsten. Mit Balsamico ablöschen und Pinienkerne, Minze und Fetabrösel untermischen.

● Alles unter den Couscous mischen, mit Gewürzen abschmecken und die Mischung in die Paprikaschoten füllen. Deckel auflegen und Paprika in eine ofenfeste Form setzen, mit restlichem Öl beträufeln und etwa 10 Min. im Ofen garen.

Nährwerte
500 kcal • 25 g E • 26 g F • 31 g KH • 2,6 BE • 7 g BS

Besonders delikat mit frischen Kräutern

Gemüseauflauf

Für 2 Personen
⊘ 30 Min. + ca. 45 Min. Backzeit

- 100 g Kartoffeln (vorwiegend festkochend)
- 100 g Kohlrabi
- 2 Stangen Staudensellerie
- 100 g Karotten
- 50 g Kaiserschoten

- 100 g Champignons
- 1 Stange Lauch
- 1 EL Rapsöl
- 100 g junger Blattspinat
- 4 Eier
- 100 ml Milch
- Salz

- Pfeffer
- Muskat
- je 1 TL Schnittlauchröllchen, Petersilie, Thymian und Oregano
- 1 Mozzarella, fettarm

● Kartoffeln säubern, kochen, abkühlen lassen, schälen und anschließend in Scheiben schneiden.

● Gemüse waschen. Kohlrabi und Karotten schälen und zusammen mit dem Sellerie in Scheiben schneiden.

● Von den Kaiserschoten beide Enden etwas abschneiden, evtl. den Faden ziehen und halbieren. Anschließend in sprudelndem Salzwasser blanchieren und gut abtropfen lassen.

● Lauch in feine Scheiben schneiden. Pilze säubern, in Scheiben schneiden und anschließend zusammen mit den Lauch in heißem Rapsöl kurz anbraten. Blattspinat waschen und gut abtropfen lassen.

● Den Backofen auf 200 °C verheizen. Nun das gesamte Gemüse mit Blattspinat, Kartoffeln und Pilzen vermengen und in eine gefettete Auflaufform geben. Eier und Milch gut verquirlen und mit Salz, Pfeffer und Muskat würzen. Schnittlauchröllchen, gehackte Petersilie, geschnittenen Thymian und Oregano unterheben und über die vorbereitete Auflaufform gießen.

● Im vorgeheizten Ofen bei circa 180 °C circa 40–45 Min. backen. Kurz bevor der Auflauf fertig gegart ist, den in Streifen geschnittenen Mozzarella darauf verteilen. Sobald er geschmolzen ist, ist der Auflauf fertig und kann serviert werden.

Nährwerte
400 kcal • 35 g E • 18 g F • 16 g KH • 1,4 BE • 7 g BS

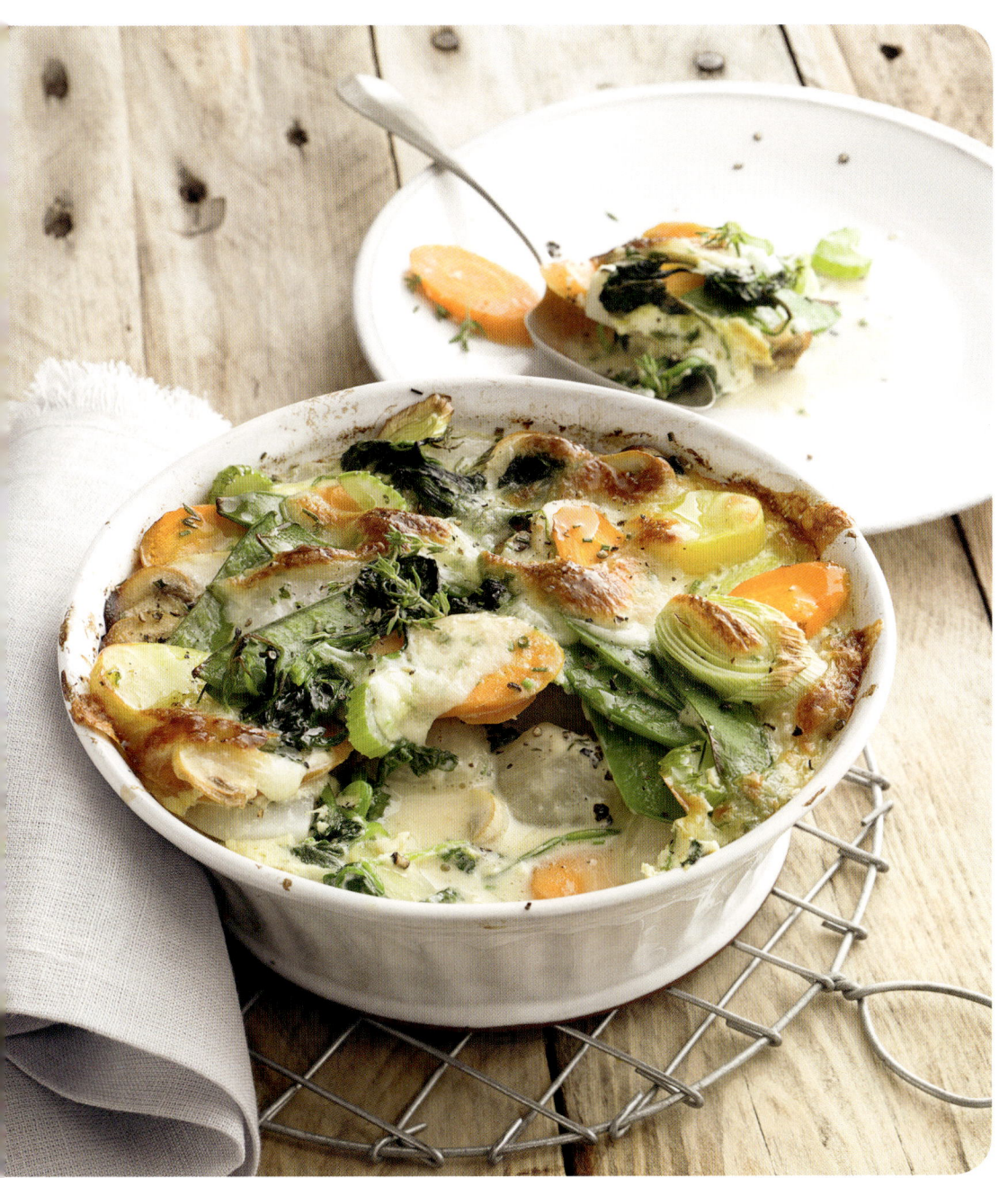

Frische, saisonale Blattsalate nehmen

Blattsalat-Variationen mit gebackenem Feta

Für 2 Personen
⊘ 30 Min. + Backzeit

- 1 rote Paprikaschote
- 1 EL glatte Petersilie, gehackt
- 1 Packung Feta, fettarm
- Paprikapulver, edelsüß
- Pfeffer

- ½ TL Rösmarinnadeln
- 1 Knoblauchzehe
- 2 EL Olivenöl
- ½ Zitrone, Saft
- Salz
- ½ Eichblattsalat

- ½ Kopfsalat
- 60 g Rucola (Alternative: Feldsalat)
- 2 Scheiben Vollkornbaguette (à 30 g)

● Den Backofen auf 175 °C vorheizen. Paprika waschen, putzen und in Streifen schneiden. Petersilie waschen, ausschütteln, Blätter vom Stängel zupfen und hacken.

● Feta halbieren, zusammen mit den Paprikastreifen auf ein mit Backpapier ausgelegtes Backblech legen, mit etwas Paprikapulver bestäuben, mit Pfeffer bemahlen und mit den Rosmarinnadeln bestreuen. Für ca. 10 Min. in den Backofen schieben.

● Knoblauch schälen und in ein Schüssel pressen. Mit Zitronensaft, Olivenöl, Pfeffer und Salz zu einem Dressing für den Salat verrühren.

● Die Blattsalate waschen, putzen, trocken schleudern und in mundgerechte Stücke zerteilen. Im Dressing wenden, dann auf Tellern anrichten und die gebackenen Schafskäsescheiben und Paprikastreifen daraufgeben.

● Mit der gehackten Petersilie bestreuen. Mit dem Vollkornbaguette servieren.

Nährwerte
580 kcal • 21 g E • 23 g F • 16 g KH • 1,4 BE • 7 g BS

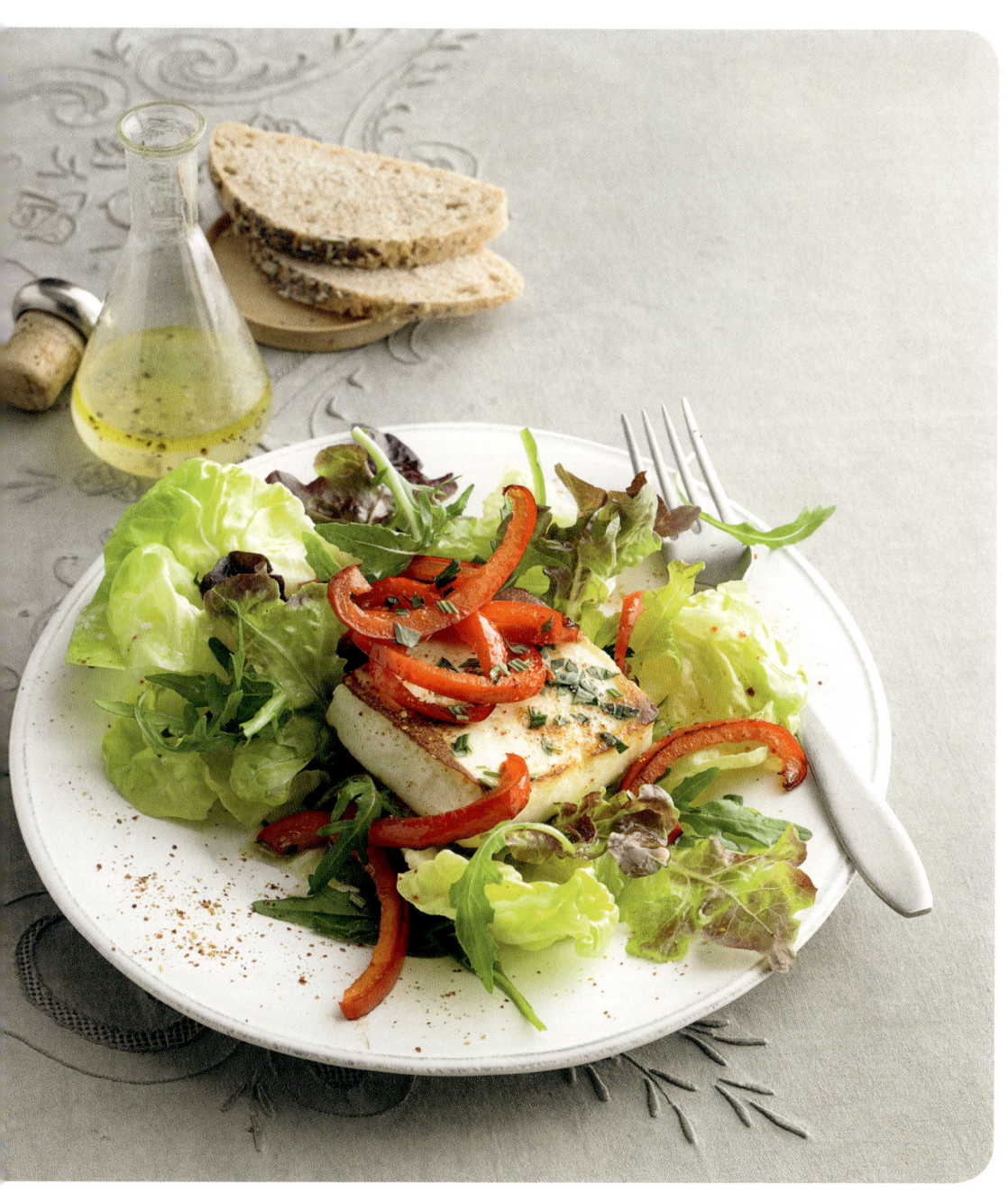

Mit Tofu als pflanzliche Eiweißquelle

Gelbes Curry mit grünem Spargel

Für 2 Personen
⊘ 45 Min.

- 250 g Tofu
- 2 TL mildes Currypulver
- 3 EL Erdnuss-Öl
- 100 g Sojasprossen
- 50 g Basmatireis
- 150 ml Gemüsebrühe

- 1 Knoblauchzehe
- 30 g frischer Ingwer
- 1 grüne Chilischote
- 3 Frühlingszwiebeln
- 250 g grüner Spargel
- Salz
- schwarzer Pfeffer

- 200 ml Kokosmilch, fettarm und ungesüßt
- 200 ml Gemüsebrühe
- 1 Limette
- 2 EL frische Korianderblättchen

● Tofu in 2 cm große Würfel schneiden; als Marinade 1 TL Currypulver und 2 EL Erdnuss-Öl miteinander verrühren und unter den Tofu heben; mind. 15 Min. ziehen lassen.

● Sojasprossen in sprudelndem Salzwasser ca. 3 Min. blanchieren, herausnehmen und abtropfen lassen.

● Reis in der Gemüsebrühe garen. Ingwer und Knoblauch schälen und zusammen mit dem Chili fein würfeln. Frühlingszwiebeln waschen und putzen.

● Spargel waschen und das untere Drittel schälen, die Enden abschneiden. Frühlingszwiebeln und Spargel schräg in 3 cm lange Stücke schneiden.

● Tofu in einem heißen Wok mitsamt dem Curry-Öl rundherum ca. 5 Min. anbraten, salzen und herausnehmen.

● 1 EL Öl im Wok erhitzen; Knoblauch, Ingwer, Chili, Frühlingszwiebeln und Spargel zugeben, mit dem restlichen Curry bestäuben und 5 Min. braten. Dabei regelmäßig umrühren. Mit Salz und Pfeffer würzen.

● Kokosmilch und Brühe zugießen, kurz aufkochen und bei mittlerer Hitze 5 Min. bei kleiner Hitze köcheln lassen.

● Tofu und die Sojasprossen untermischen und 3 Min. mitkochen. Das Curry mit Salz und einigen Spritzern Limettensaft abschmecken.

● Mit dem Reis auf zwei Teller geben, mit den Korianderblättchen bestreuen und servieren.

Nährwerte
480 kcal • 21 g E • 29 g F • 29 g KH • 2,4 BE • 5 g BS

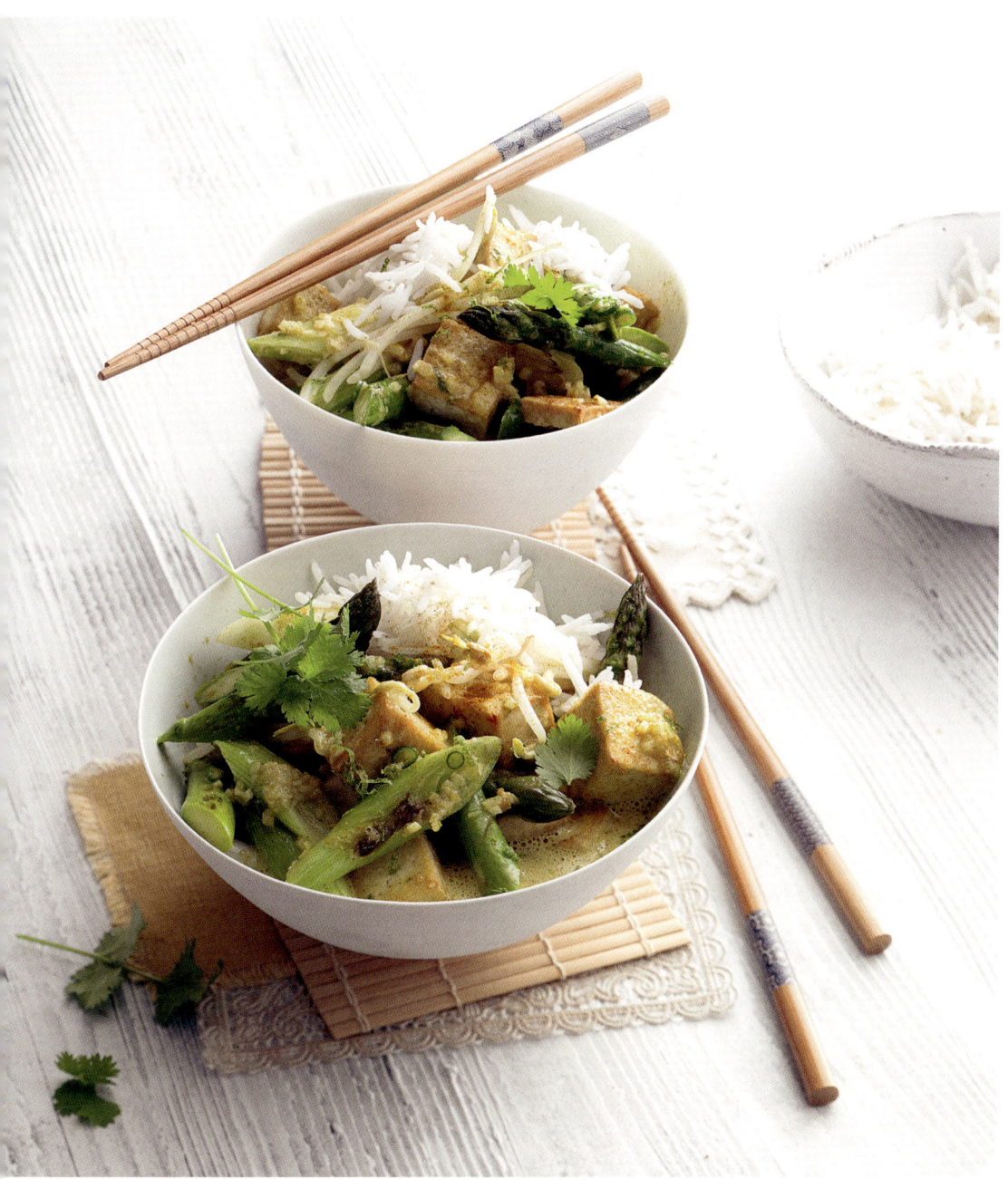

Mit grüner Curry-Kokos-Sauce

Asiatischer Gemüse-Wok

Für 2 Personen
⊘ 40 Min.

- 200 g Tofu
- 30 ml Sojasauce
- 30 ml Chilisauce
- 50 g Basmatireis
- 150 ml Gemüsebrühe
- ½ Bund Frühlings-
  zwiebeln
- 2 Knoblauchzehen

- 3 cm frischer Ingwer
- 1 rote Paprikaschote
- 150 g Zucchini
- 100 g Zuckerschoten
- 60 g Sojasprossen
- ½ Bund Mangold oder
  Paksoi
- 2 EL Rapsöl

- Pfeffer
- 1 TL grüne Currypaste
- 150 ml Gemüsebrühe
- 150 ml Kokosmilch,
  fettarm und ungesüßt
- Salz
- 2 TL weiße Sesamsamen

● Tofu in Würfel schneiden. Soja- und Chilisauce miteinander verrühren, Tofu darin marinieren. Den Reis in der Gemüsebrühe garen.

● Knoblauch und Ingwer schälen und fein würfeln. Das Gemüse waschen und putzen.

● Frühlingszwiebeln in Ringe, Paprikaschote, Zucchini und Mangold in Streifen schneiden. Von den Zuckerschoten die Spitzen abschneiden und, wenn nötig, die Fäden ziehen.

● Zuckerschoten und Sojasprossen ca. 5 Min. blanchieren.

● In einem Wok die Frühlingszwiebeln in dem Öl glasig dünsten, Ingwer und Knoblauch zugeben und kurz mitdünsten. Das Gemüse zugeben und anbraten. Mit der Currypaste und Pfeffer würzen.

● Mit der Gemüsebrühe ablöschen. Anschließend die Kokosmilch aufgießen und kurz köcheln lassen. Zum Schluss den Tofu mit der Marinade dazugeben und in der Sauce erwärmen.

● Wenn nötig, das Curry mit etwas Salz abschmecken, auf vorgewärmten Tellern anrichten und mit dem Sesam bestreuen.

Nährwerte
510 kcal • 28 g E • 24 g F • 34 g KH • 2,8 BE • 10 g BS

Die vegetarische Tofu-Variante des Klassikers

Chili sin carne

Für 2 Personen
⊘ 35 Min.

- 80 g Naturreis
- 240 ml Gemüsebrühe
- 2 rote Zwiebeln
- 2 Knoblauchzehen
- 1 rote Paprikaschote
- 1 grüne Paprikaschote
- 1 rote Chilischote
- 1 grüne Chilischote
- 1 EL Rapsöl
- 150 g Räuchertofu
- 1 EL Tomatenmark
- 200 ml Gemüsebrühe
- 150 g Kidneybohnen aus der Dose, abgetropft
- 1 kleine Dose Mais, abgetropft
- 1 Msp. Cayennepfeffer
- frisch gemahlener schwarzer Pfeffer
- Salz

● Den Reis in der Gemüsebrühe bei kleiner Hitze garen. Für das Chili Zwiebeln und Knoblauch schälen und fein würfeln. Räuchertofu würfeln.

● Paprikaschoten und Chilischoten waschen, putzen und entkernen. Paprikaschoten würfeln und Chilischoten in sehr feine Streifen schneiden.

● In einem Topf Zwiebeln und Knoblauch in dem Öl glasig dünsten, Räuchertofu zugeben und anbraten. Tomatenmark zugeben und anbraten. Mit der Gemüsebrühe ablöschen. Den Bratensatz lösen.

● Paprikaschoten, Chilischoten, Kidneybohnen und Mais zugeben und unterheben und ca. 10 Min. bei mittlerer Hitze mit geschlossenem Deckel köcheln lassen.

● Mit den Gewürzen pikant abschmecken. Das Chili mit je einem Reishütchen in vorgewärmten Schalen anrichten.

Nährwerte
475 kcal • 25 g E • 15 g F • 42 g KH • 3,5 BE • 14 g BS

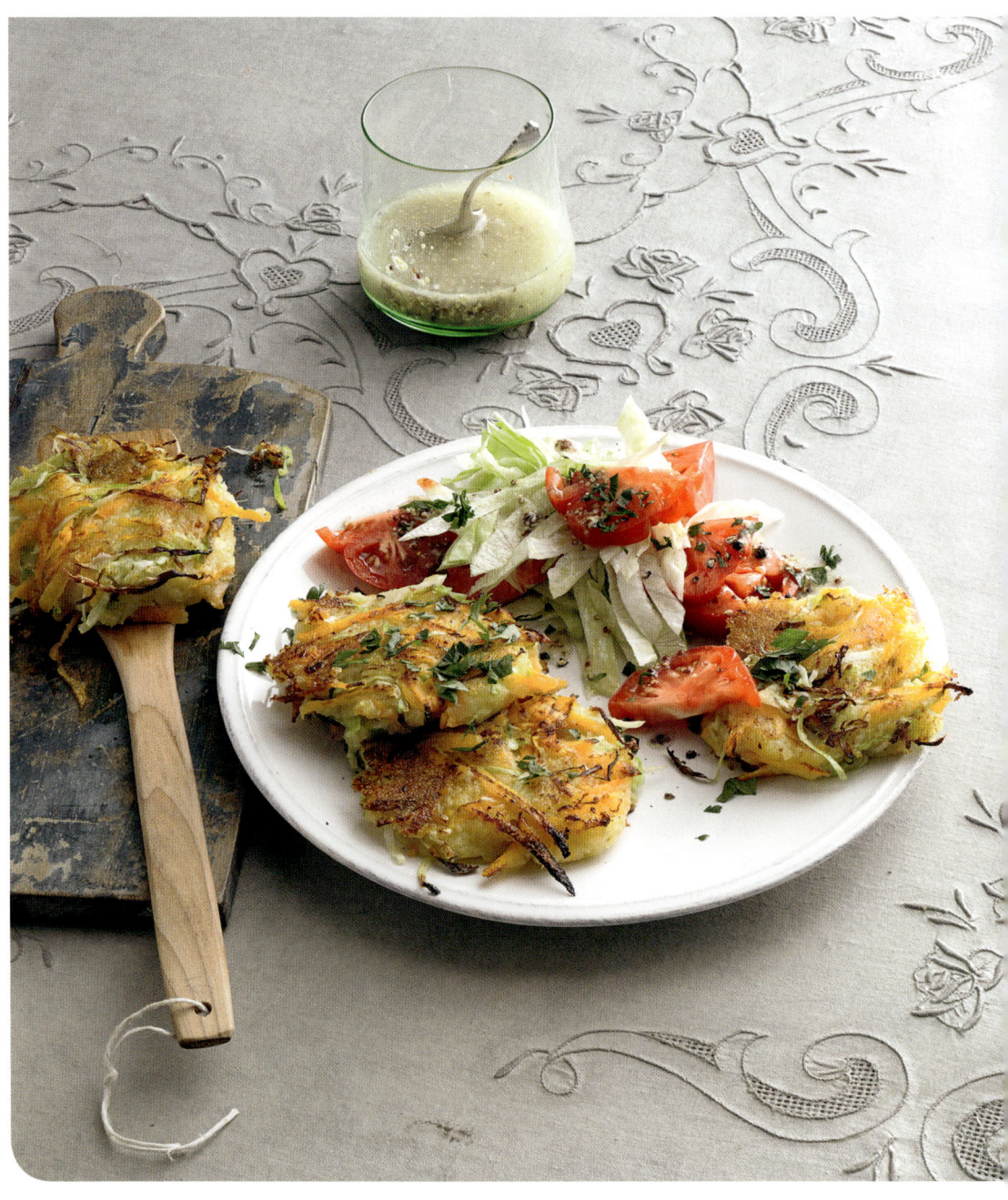

Leichtes Mittagessen

Krosse Kartoffel-Gemüse-Rösti mit Eisbergsalat

Für 2 Personen
⊘ 35 Min.

- 300 g Kartoffeln, weich kochend
- 250 g Weißkohl
- 250 g Karotte
- 100 g Zwiebeln
- 1 EL Rapsöl

- 100 ml Gemüsebrühe
- Salz
- frisch gemahlener schwarzer Pfeffer
- 200 g Eisbergsalat
- 2 Tomaten

- 2 EL Olivenöl
- 1 EL Essig
- 1 EL Gemüsebrühe
- 1 TL Senf
- 2 EL gehackte Petersilie

● Kartoffeln schälen, in Salzwasser garen und stampfen. Weißkohl putzen, waschen und raspeln. Karotten waschen, schälen und ebenfalls raspeln. Zwiebeln schälen und würfeln.

● Das Öl in eine Pfanne geben, Zwiebeln, Weißkohl und Karotten darin kurz anbraten. Mit Gemüsebrühe ablöschen und ca. 8–10 Min. dünsten.

● In der Zwischenzeit den Salat waschen, putzen und in Streifen schneiden. Tomaten waschen und klein schneiden; mit dem Salat vermengen. Aus Öl, Essig, Brühe, Senf, Salz und Pfeffer ein Dressing bereiten und mit dem Salat vermischen.

● Salat auf zwei Tellern anrichten. Die Stampfkartoffeln mit den gegarten Gemüseraspeln vermengen, mit Pfeffer und Salz abschmecken

● Die Kartoffel-Gemüse-Mischung in der Pfanne braten, bis sie goldbraun gefärbt ist. Die Rösti neben dem Salat anrichten, mit der Petersilie bestreuen und servieren.

Nährwerte
385 kcal • 10 g E • 17 g F • 31 g KH • 2,6 BE • 14 g BS

Köstliches Suppengericht fürs Mittag- oder Abendessen

Karotten-Ingwer-Cremesuppe mit Kalbfleischbällchen

Für 2 Personen
⊘ 50 Min.

Für die Suppe
- 150 g Kartoffeln
- 500 g Karotten
- 100 g Zwiebeln
- 2 Knoblauchzehen
- 3 cm Ingwer
- 1 EL Rapsöl
- frisch gemahlener schwarzer Pfeffer
- Salz
- ½ l Gemüsebrühe
- 6 Stiele glatte Petersilie
- 100 ml Milch, 1,5 % Fett

Für die Fleischbällchen
- ½ Bund Petersilie
- ½ Bund Schnittlauch
- 300 g Kalbshackfleisch
- 3 EL Semmelbrösel
- 1 Ei
- Salz
- Pfeffer
- Muskat

● Kartoffeln schälen und würfeln. Karotten waschen und reiben. Zwiebeln, Knoblauch und Ingwer schälen und in Würfel schneiden.

● In dem Öl zuerst die Kartoffelwürfel dünsten. Anschließend Zwiebeln, Karotten, Knoblauch und Ingwer zugeben und mitdünsten. Mit Pfeffer und Salz würzen und mit der Gemüsebrühe ablöschen. Deckel schließen und ca. 8–10 Min. bei mittlerer Hitze garen.

● Die Petersilie waschen, trocken tupfen, von den Stielen zupfen und hacken. Die Milch in die Karottensuppe geben und alles gut pürieren.

● Für die Fleischbällchen: Die Kräuter waschen, trocken tupfen und sehr fein schneiden. Zusammen mit den Semmelbröseln, Ei und Gewürzen unter das Hackfleisch mischen.

● Hände mit kaltem Wasser befeuchten und aus der Hackfleischmasse kleine Kugeln formen. Im leicht siedenden Wasser ca. 15 Min. garen.

● Die Karottensuppe in zwei vorgewärmte Suppenteller geben, die Kalbsfleischbällchen in die Suppe setzen und mit der gehackten Petersilie dekorativ bestreuen.

Nährwerte
500 kcal • 47 g E • 13 g F • 34 g KH • 2,8 BE • 12 g BS

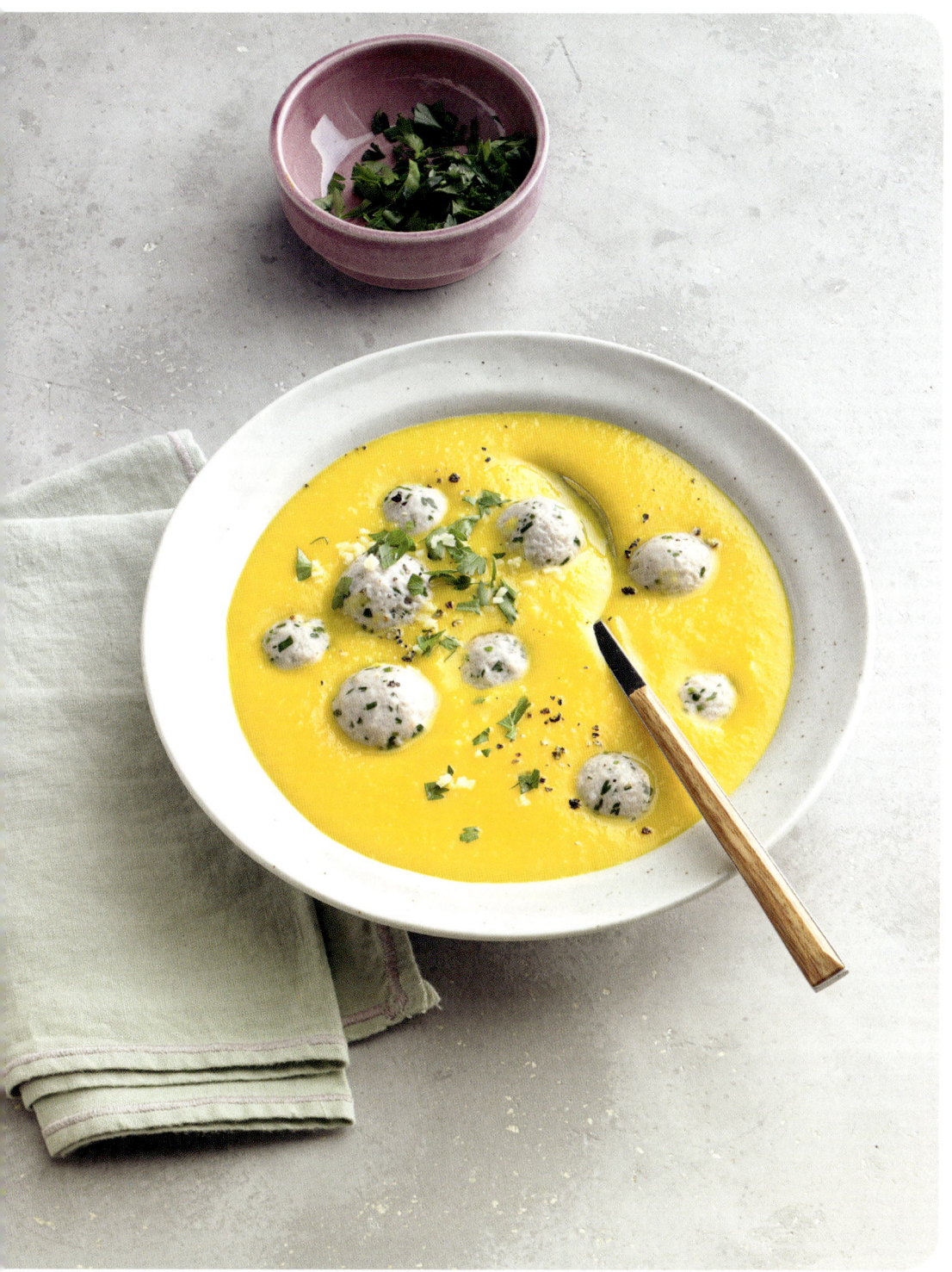

Variieren Sie das Gemüse je nach Saison

Gemüsesuppe mit Räuchertofu

Für 2 Personen
⊘ 45 Min.

- ½ Stange Lauch
- 200 g Topinambur
- 2 Karotten
- 1 Kohlrabi
- 100 g Brokkoli

- 100 g Blumenkohl
- ½ Bund glatte Petersilie
- 1 EL Rapsöl
- ¾ l Gemüsebrühe
- 200 g Räuchertofu

- frisch gemahlener schwarzer Pfeffer
- Salz

● Gemüse waschen und putzen. Lauch halbieren, noch einmal gründlich waschen und in Streifen schneiden.

● Karotten, Topinambur und Kohlrabi schälen und in ca. gleich große Würfel schneiden. Blumenkohl und Brokkoli in kleine Röschen zerteilen. Die Petersilienblättchen von den Stielen zupfen und hacken.

● Das Öl in einem Topf erhitzen und Lauch darin andünsten. Topinambur, Karotten und Kohlrabi zugeben und mitdünsten. Mit der Brühe ablöschen und ca. 5 Min. köcheln lassen.

● Anschließend die Brokkoli- und Blumenkohlröschen zugeben und mitkö-cheln lassen. Den Räuchertofu in Würfel schneiden, zugeben und in der Suppe warm ziehen lassen.

● Mit Pfeffer und Salz würzen, in Suppentellern servieren und mit der Petersilie bestreuen.

Tipp Für die schnelle Variante mit Fleisch statt Tofu können Sie einfach zwei Putenwienerle (1 Stück pro Person) verwenden. Dann erhöhen sich die Nährwerte pro Portion auf 470 kcal, 31 g E, 28 g F, 24 g KH, 2 BE, 23 g BS

Nährwerte
370 kcal • 24 g E • 20 g F • 24 g KH • 2 BE • 23 g BS

Feines Fleischgericht
Saftiger Hackbraten mit saisonalem Gemüse

Für 2 Personen
⊘ 30 Min. + 45 Min. Backzeit

Für den Hackbraten
- 250 g Tatar (Schabe-fleisch)
- 1 Ei
- 1 EL Instant-Haferflocken
- 1 EL gehackte Petersilie
- 1 TL Majoran
- 1 EL Senf
- frisch gemahlener schwarzer Pfeffer
- Salz
- etwas Worcester-shiresauce
- 1 Zwiebel
- 2 Knoblauchzehen

Für das Gemüse
- 600 g Gemüse der Saison (z. B. Brokkoli, Blumen-kohl, Erbsen, Karotten)
- 2 EL Olivenöl
- 2 EL Kräuter

● Den Backofen auf 200 °C vorheizen. Das Hackfleisch mit dem Ei, den Instant-flocken, Kräutern, Senf und Worcester-shiresauce mischen und mit Pfeffer und Salz würzen.

● Zwiebel und Knoblauch schälen, sehr fein würfeln und untermischen.

● Eine Kasten-Backform leicht ausfetten und die Teigmasse hineingeben und im Backofen bei 175 °C ca. 45 Min. backen.

● Kurz vor dem Ende der Garzeit des Hackbratens das Saisongemüse waschen, putzen, in Stücke schneiden und einige Minuten in einem großen Topf in et-was Wasser (oder wenn vorhanden im Dampfgarer), dünsten. Die Garzeit richtet sich nach den Gemüsesorten; liegt aber meist zwischen 10 und 15 Min.

● Gegartes Gemüse etwas abtropfen las-sen und in dem Olivenöl in einer heißen Pfanne schwenken. Mit den Kräutern be-streuen.

● Den Hackbraten aus dem Ofen neh-men, eventuelle Flüssigkeit abgießen, aus der Form stürzen und in Scheiben schneiden. Zusammen mit dem Gemüse anrichten.

Nährwerte
435 kcal • 41 g E • 18 g F • 6 g KH • 0,5 BE • 12 g BS

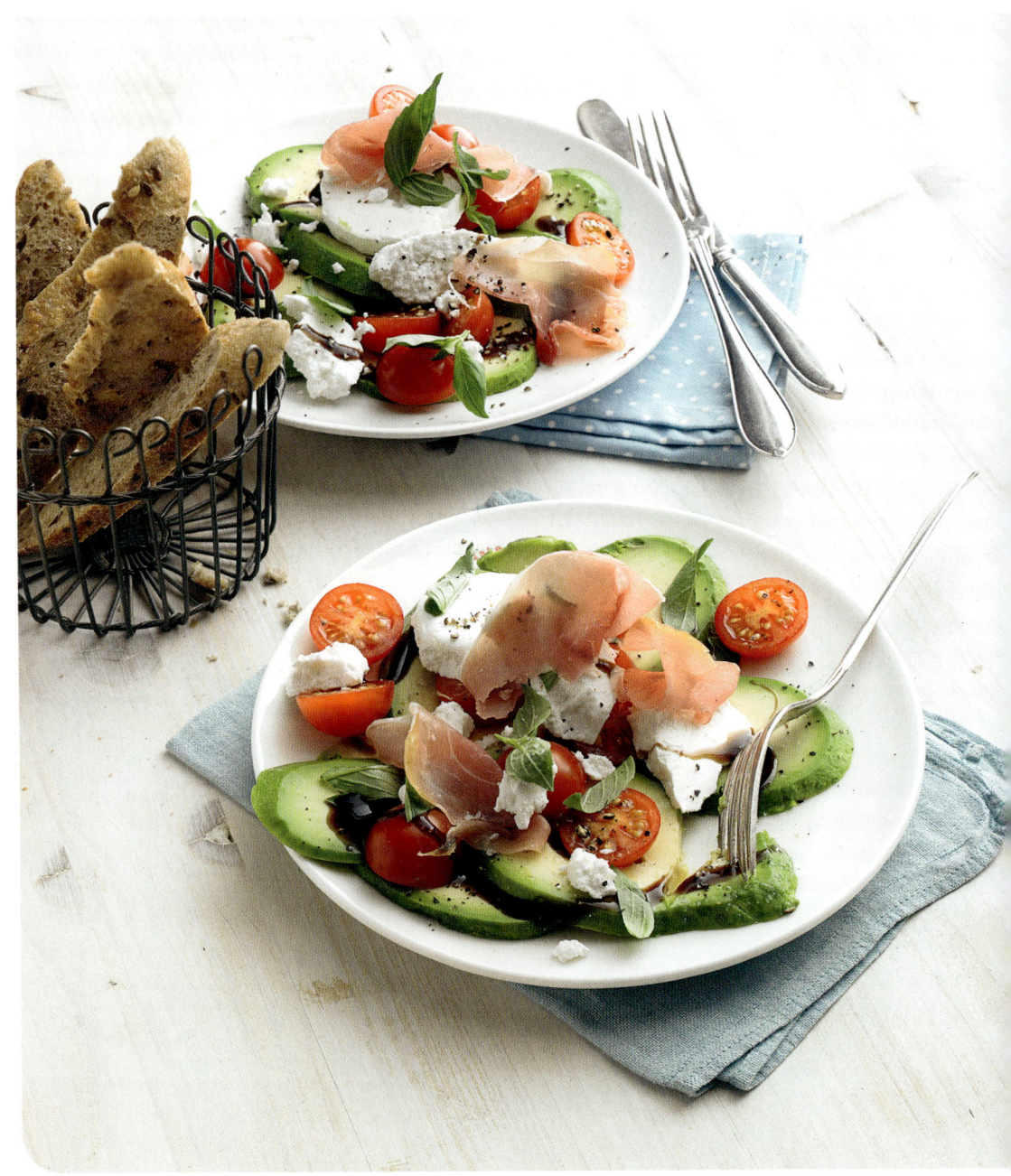

Kalorienarmer Snack

Spargel-Schinken-Röllchen

Für 2 Personen
⊘ 10 Min.

4 Scheiben Putenschinken • 4 EL Frisch-käse • ¼ Bund Schnittlauch • 8 Stangen Spargel aus dem Glas • 4 Scheiben Voll-korn-Toast

● Den Putenschinken mit je 1 TL Frisch-käse bestreichen. Schnittlauch waschen, trocken tupfen, in feine Röllchen schnei-den und auf den Frischkäse streuen.

● Je 2 Stangen Spargel in eine Scheibe Putenschinken einschlagen.

● Das Toastbrot toasten und mit dem restlichen Frischkäse bestreichen. Die vorbereiteten Schinken-Spargel-Röllchen dazu servieren.

Nährwerte
230 kcal • 24 g E • 5 g F • 20 KH • 1,7 BE • 3 g BS

Sättigendes Abendessen

Avocado Italian Style

Für 2 Personen
⊘ 10 Min.

1 reife Avocado • 2 kleine Ziegenfrischkäse (60 g) • 10 Kirschtomaten • 2 TL Balsamico-Essig • 4 dünne Scheiben italienischer Schinken • frischer schwarzer Pfeffer • 2 Stiele Basilikum • 2 Scheiben Vollkorn-Baguette

● Die Avocado halbieren, den Stein ent-fernen. Die Avocado in ca. ½ cm dicke Scheiben schneiden. Die Kirschtomaten waschen, trocken tupfen und halbieren.

● Avocado, Ziegenkäse und Kirschto-maten auf zwei Tellern anrichten. Den Balsamico-Essig darüberträufeln. Den Schinken daneben anrichten.

● Alles mit dem frisch gemahlenen Pfeffer bestreuen, mit den Basilikum-blättern ausgarnieren und mit dem Vollkornbaguette servieren.

Nährwerte
375 kcal • 20 g E • 22 g F • 20 g KH • 1,7 BE • 7 g BS

◀ Avocado Italian Style

Je mehr Tabasco Sie zugeben, desto feuriger wird der Eintopf

Kreolischer Hühnertopf

Für 2 Personen
⏱ 50 Min.

- 300 ml Hühnerbrühe
- 450 ml Gemüsebrühe
- 300 g Hähnchenbrust
- 1 große Zwiebel
- 2 Knoblauchzehen
- 2 EL Rapsöl
- 2 EL Tomatenmark
- ½ TL Curry
- 80 g Reis
- 1 Lorbeerblatt
- 2 große Tomaten
- 1 große grüne Paprika-
  schote
- 3 Stangen Stauden-
  sellerie
- 200 g Okraschoten
- frisch gemahlener
  schwarzer Pfeffer
- Tabasco
- Salz

● Die Brühe zum Kochen bringen. Das Fleisch kalt abspülen und in der Hälfte der köchelnden Brühe ca. 20 Min. garen, herausnehmen und in mundgerechte Stücke schneiden. Die Brühe beiseitestellen.

● Zwiebel und Knoblauch schälen und in kleine Würfel schneiden. 1 EL Öl in einem Topf erhitzen, Zwiebel- und Knoblauchwürfel darin glasig dünsten. Tomatenmark und Curry zugeben und mitdünsten.

● Den Reis zugeben, unterrühren und mit ½ l der warmen Brühe aufgießen. Das Lorbeerblatt zugeben. Alles ca. 10 Min. köcheln lassen.

● In der Zwischenzeit das Gemüse waschen. Die Tomaten kreuzweise einschneiden, mit kochendem Wasser übergießen, häuten, entkernen und in Stücke

schneiden. Das restliche Gemüse putzen. Die Paprikaschote in Stücke und den Sellerie in Scheiben schneiden. Die Okraschoten, je nach Größe halbieren oder dritteln.

● Das geschnittene Gemüse in 1 EL Öl in einem Topf andünsten, mit Pfeffer, Tabasco und etwas Salz würzen, etwas von der Hühnerbrühe angießen und mit geschlossenem Deckel ca. 5 Min. köcheln. Mit dem Reis und dem Hühnerfleisch vermengen.

● Eventuell noch etwas Hühnerbrühe zugeben, damit der Eintopf nicht zu fest wird. Auf vorgewärmten tiefen Tellern servieren.

Nährwerte
530 kcal • 41 g E • 19 g F • 36 g KH • 3 BE • 9 g BS

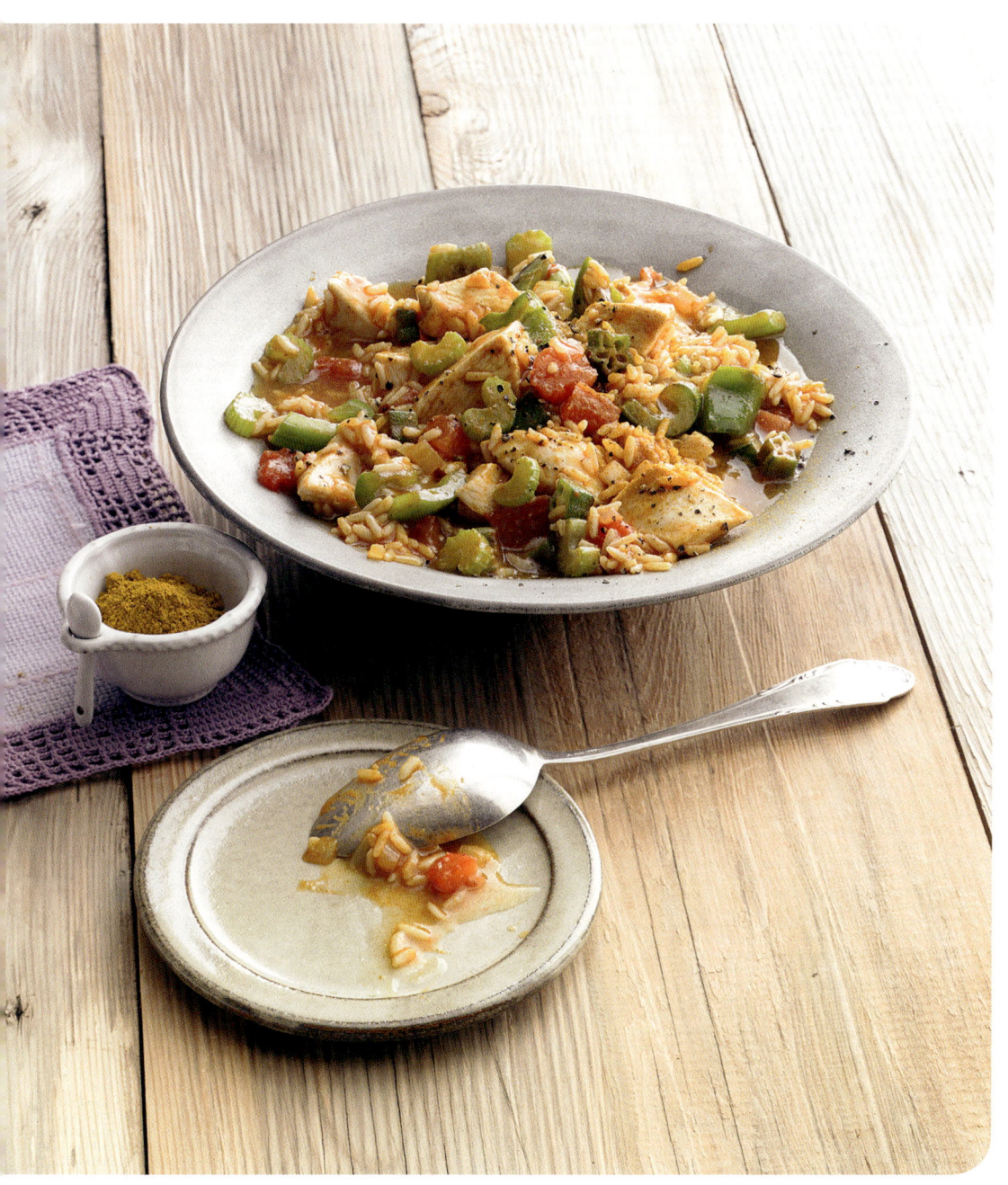

Gut sättigender Salat zum Mittag- oder Abendessen

Bunte Salatplatte mit gebratener Hähnchenbrust und Ei

Für 2 Personen
⊘ 10 Min.

Für den Salat
- 200 g Hähnchenbrust
- 1 EL Rapsöl
- 2 Eier
- 200 g Eisbergsalat
- 2 Tomaten
- 1 Paprikaschote, gelb
- ½ Salatgurke
- 2 Frühlingszwiebeln

- 100 g Mais aus der Dose

Für das Dressing
- 1 Becher Naturjoghurt, 1,5 % Fett
- 4 EL saure Sahne, 10 % Fett
- 1 EL Ketchup
- 1 TL Tomatenmark
- 1 TL Senf

- 1 EL Zitronensaft
- TL Paprika edelsüß
- 1 Msp. Cayennepfeffer
- schwarzer Pfeffer
- Salz
- 1 EL Schnittlauchröllchen
- 1 EL Petersilie, gehackt

● Das Fleisch in ca. 2 cm große Würfel schneiden und in dem Rapsöl anbraten. Abkühlen lassen.

● Die Eier hart kochen, kalt abschrecken, schälen, achteln und ebenfalls abkühlen lassen.

● Eisbergsalat, Tomaten, Paprikaschote, Gurke und Frühlingszwiebel waschen, trocknen und putzen. Den Salat halbieren, längs und quer in Streifen schneiden. Tomaten, Paprikaschote und Gurke würfeln. Frühlingszwiebel halbieren und in feine Ringe schneiden. Diese Zutaten mit dem abgetropften Mais in eine Schüssel geben und vermengen.

● Für das Dressing alle Zutaten miteinander verrühren und abschmecken. Die Hälfte der Kräuter unterrühren. Die Hälfte des Dressings unter die Salatmischung heben.

● Den Salat auf Tellern anrichten. Das Fleisch und die geachtelten Eier darauflegen. Das restliche Dressing darübergeben. Mit den übrigen Kräutern bestreuen.

Nährwerte
425 kcal • 41 g E • 18 g F • 16 g KH • 1,3 BE • 8 g BS

Mit Käse goldgelb überbacken

Ofen-Chicorée im Schinkenmantel

Für 2 Personen
🕐 30 Min.+ 10 Min. Backzeit

- 2 große Chicorée (à 150 g)
- 4 Scheiben gekochter Schinken (à 20 g)
- 2 Scheiben Edamer (à 30 g)
- 100 ml Gemüsebrühe
- 100 ml Soja-Kochcreme
- 2 EL geriebener Parmesan
- 1 EL gehackte Petersilie
- Salz
- frisch gemahlenen schwarzen Pfeffer
- Muskat

● Den Backofen auf 200 °C vorheizen. Den Chicorée putzen, waschen, den bitteren Strunk herausschneiden und etwa 10 Min. in einem Dampfgarer im Wasserdampf dämpfen. Herausnehmen, abtropfen lassen und Chicorée-Kolben längs halbieren.

● Jeweils eine Chicoréehälfte mit einer Scheibe Schinken umwickeln und in eine Auflaufform oder in feuerfeste Portionspfännchen legen. Die Käsescheiben in Streifen schneiden und auf dem Chicorée verteilen.

● Gemüsebrühe mit Soja-Kochcreme, Parmesan und Petersilie verrühren, mit Salz, Pfeffer und Muskat würzen und die Sauce über den Chicorée gießen.

● Bei 200 °C im vorgeheizten Backofen ca. 10 Min. überbacken.

Nährwerte
445 kcal • 37 g E • 19 g F • 28 g KH • 2,3 BE • 7 g BS

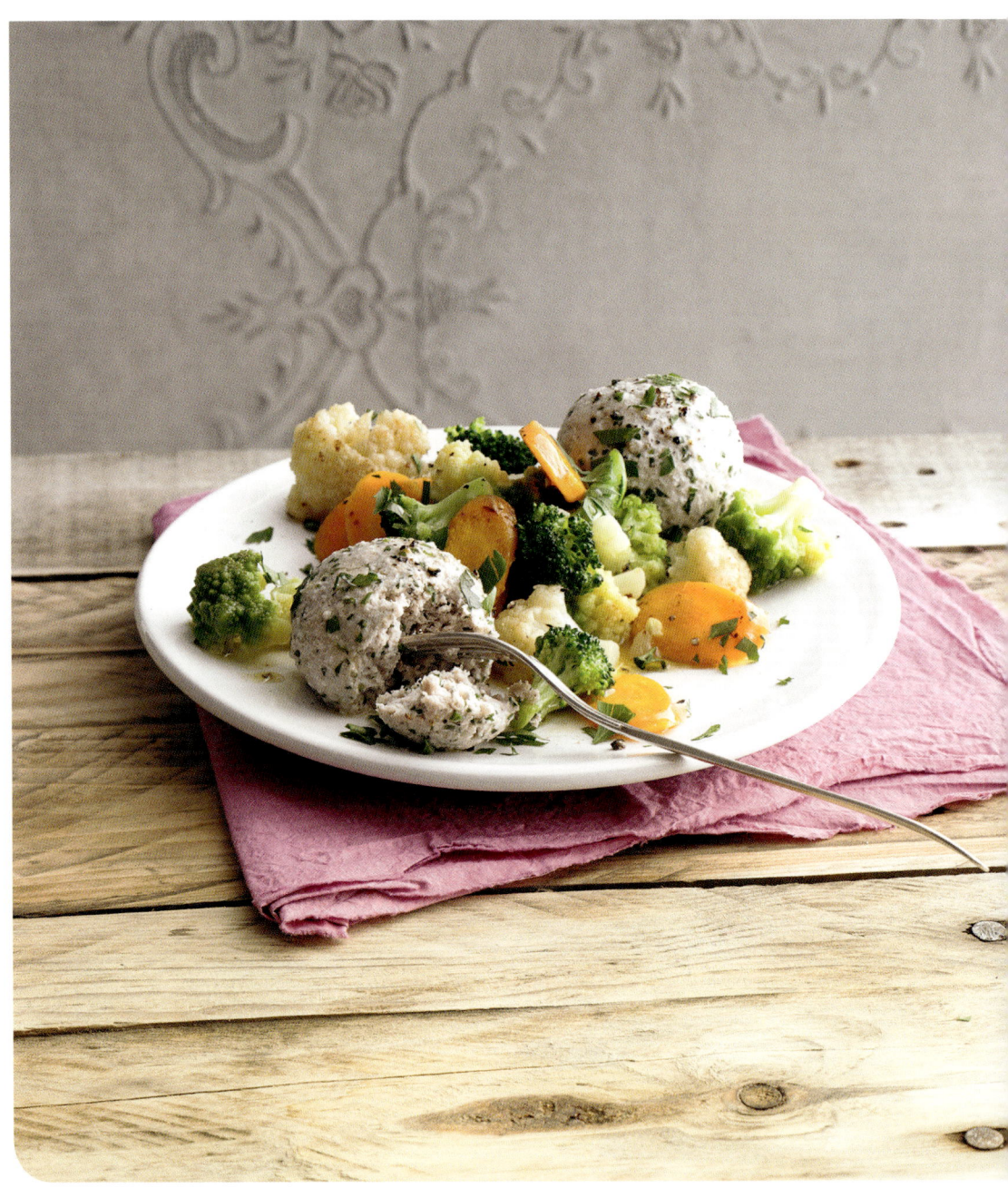

Besonders fein: mit Kalbshack

Fleischbällchen auf Blumenkohlgemüse

Für 2 Personen
⊘ 45 Min.

Für die Fleischbällchen
- ½ Bund Petersilie
- ½ Bund Schnittlauch
- 250 g Kalbshackfleisch
- 2 EL Semmelbrösel
- 1 Ei, Größe L
- frisch gemahlener
  schwarzer Pfeffer

- Salz
- Muskat

Für das Gemüsebett
- 200 g Blumenkohl
- 200 g Brokkoli
- 200 g Romanesco
- 4 junge Möhren
- 1 EL Rapsöl

- 1 EL Olivenöl
- frisch gemahlener
  schwarzer Pfeffer
- Salz
- 2 EL glatte Petersilie,
  gehackt

● Für die Fleischbällchen: Die Kräuter waschen, trocken tupfen und sehr fein schneiden. Zusammen mit Semmelbröseln, Ei und Gewürzen unter das Hackfleisch mischen.

● Hände mit kaltem Wasser befeuchten und aus der Hackfleischmasse kleine Kugeln formen. Im leicht siedenden Wasser ca. 15 Minuten garen.

● Das Gemüse waschen und putzen. Blumenkohl, Brokkoli und Romanesco in Röschen zerteilen und in kochendem Salzwasser blanchieren und abgießen.

● Möhren schälen und in schräge, dicke Scheiben schneiden. Das Rapsöl mit dem Olivenöl in einer Pfanne erhitzen, die Möhren darin von allen Seiten anbraten und zugedeckt 5 Min. garen. Die Kohl-Röschen zugeben, ebenfalls in dem Öl wenden und weitere 5 Min. zugedeckt garen. Mit Pfeffer und Salz würzen.

● Auf zwei vorgewärmten Tellern das Gemüse und die Fleischbällchen anrichten, mit der gehackten Petersilie bestreuen und servieren.

Nährwerte
480 kcal • 44 g E • 22 g F • 12 g KH • 1 BE • 13 g BS

Mit Salat und warmen Kirschtomaten
Chicken-Nuggets mit Kräuter-Dip

Für 2 Personen
⏱ 35 Min.

Für die Nuggets
- 300 g Hähnchenfilet
- 1 Ei
- 2 EL fettarme Milch
- 30 g Parmesan, gerieben
- 30 g Paniermehl
- Pfeffer
- Salz

Für den Kräuter-Dip
- 3 EL saure Sahne
- 3 EL Naturjoghurt,
  1,5 % Fett
- 1 EL gehackte Kräuter
  (frisch oder TK: Petersilie,
  Schnittlauch, Kerbel)
- Pfeffer
- Salz

Für den Salat
- 1 Kopfsalat
- 150 g Kirschtomaten
- 1 EL Olivenöl
- 1 TL Essig
- 1 TL Zitronensaft
- Pfeffer
- Salz
- 1 EL Olivenöl

● Den Backofen auf 220 °C (Umluft 200 °C) vorheizen. Ein Backblech mit Backpapier auslegen. Hähnchenfilets in ca. 3 cm große Stücke schneiden.

● Ei und Milch verrühren. Geriebenen Parmesan, Paniermehl, Pfeffer und Salz mischen.

● Die Fleischwürfel nun zuerst in der Eiermilch und anschließend in der gewürzten Parmesan-Paniermehl-Mischung wälzen. Auf das Backblech legen und in den Ofen schieben. Bei 200 °C (Umluft 180 °C) ca. 15–20 Min. kross backen.

● In der Zwischenzeit für den Dip alle Zutaten miteinander verrühren. Den Salat und die Tomaten waschen, trocken tupfen und putzen.

● Die Kirschtomaten in einer Pfanne in dem Olivenöl ca. 5 Min. braten, bis sie leicht aufplatzen. Salatblätter etwas zerkleinern und auf einen Teller geben. Mit Essig, Zitronensaft und Olivenöl beträufeln und mit Pfeffer und Salz würzen.

● Die Nuggets und die Kirschtomaten zu dem Salat geben, den Dip in zwei Schälchen geben und alles zusammen servieren.

Variante Dieses Gericht kann man auch sehr gut mit Fischfilet zubereiten und als Fisch-Nuggets servieren.

Nährwerte
465 kcal • 42 g E • 25 g F • 15 g KH • 1,2 BE • 3 g BS

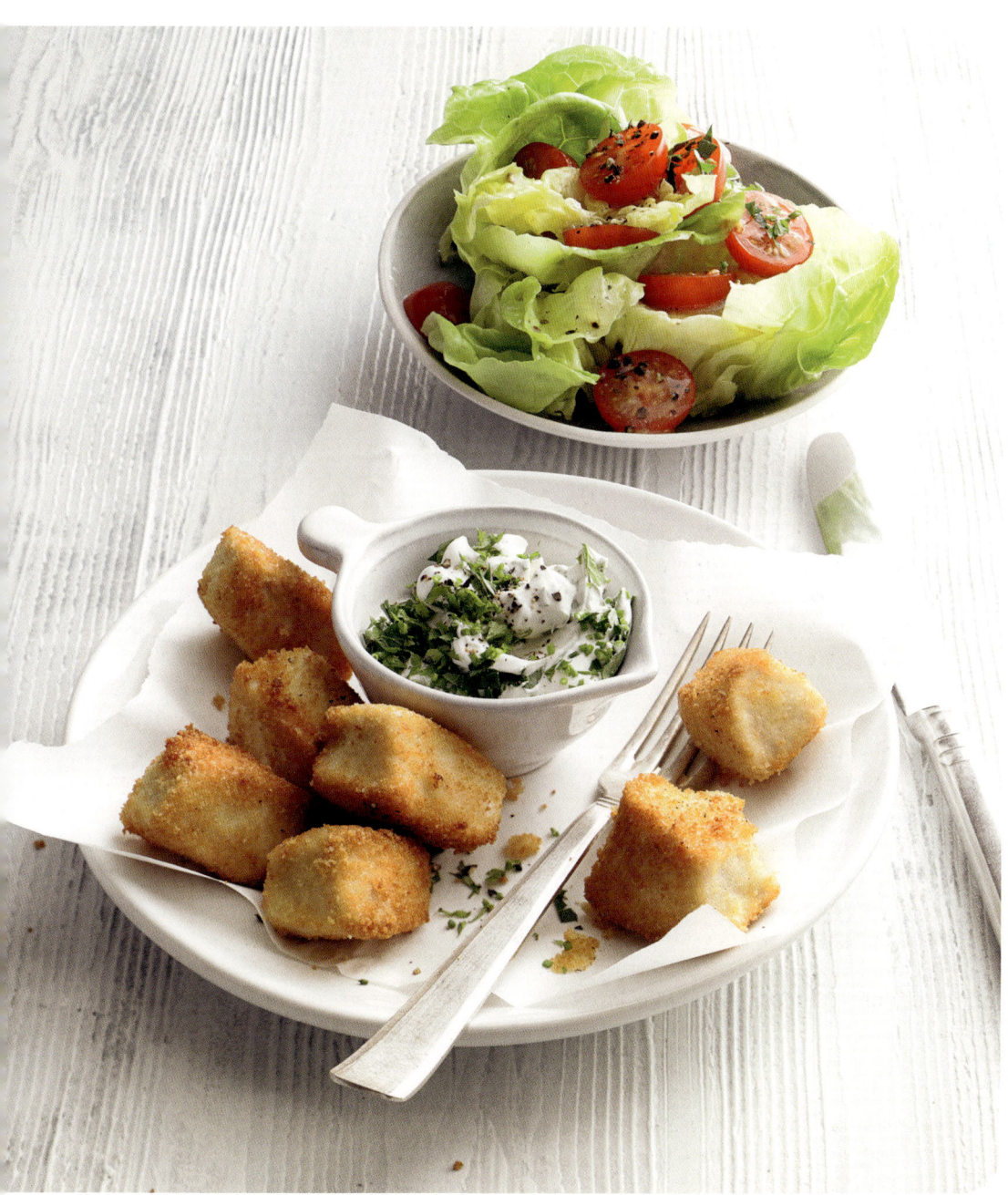

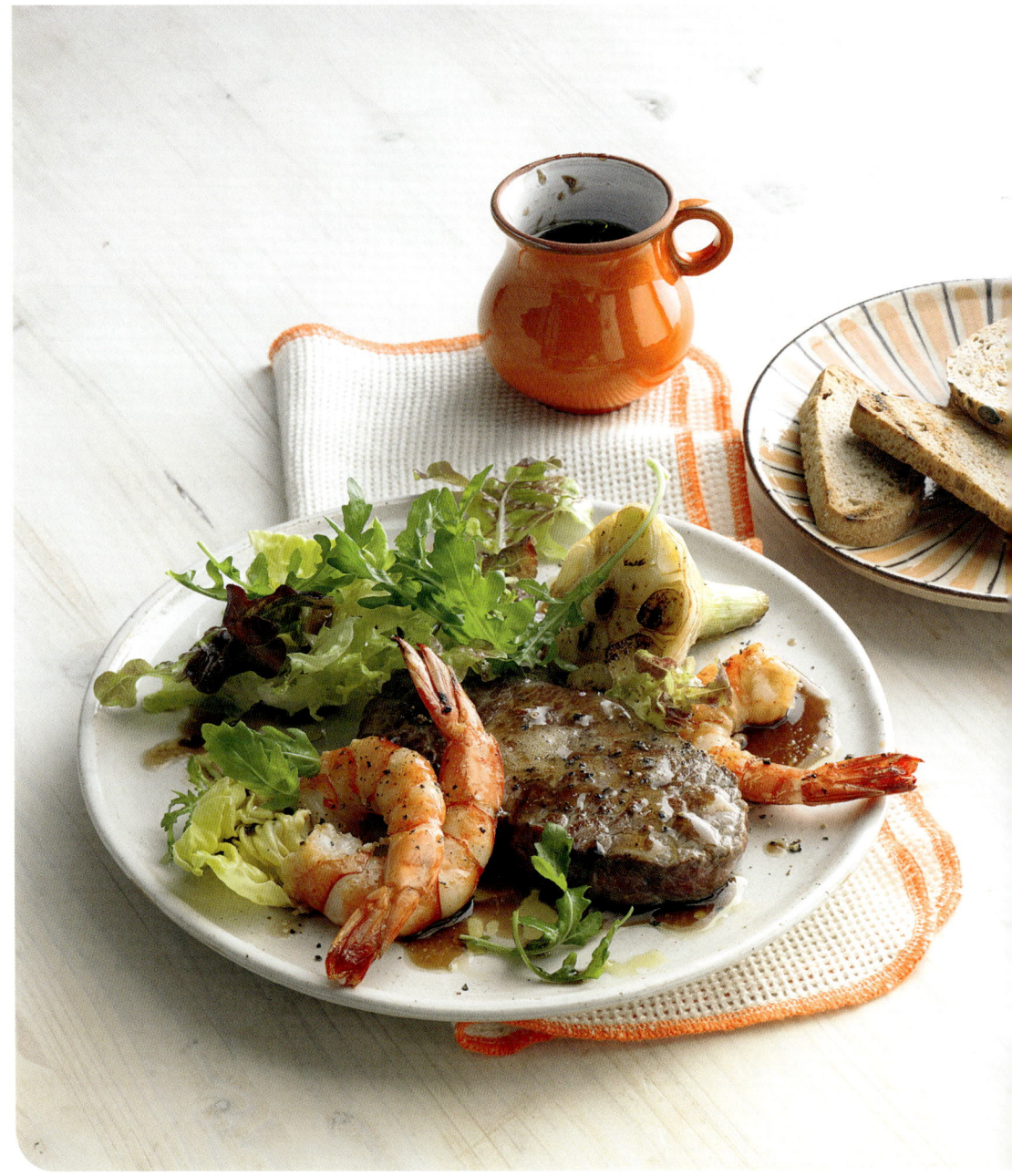

Gebratenes Steak mit Garnelen auf knackigem Salat
Surf and Turf

Für 2 Personen
⊘ 25 Min.

Für das Fleisch und die Garnelen
• 2 EL Rapsöl
• 1 ganze Knoblauchzehe
• 6 Garnelen
• 2 Steaks (à 150 g)
• frisch gemahlener schwarzer Pfeffer
• Salz

Für den Salat
• 1 Eichblattsalat
• 1 Bund Rucola
• 2 EL Olivenöl
• 2 EL Balsamicoessig
• frisch gemahlener schwarzer Pfeffer
• Salz
• 2 Scheiben knuspriges Vollkornbaguette (à 30 g)

● Für den Salat: Eichblattsalat und Rucola waschen, trocknen, putzen, zupfen und auf zwei große Teller verteilen. Mit Öl und Essig beträufeln und mit Pfeffer und Salz würzen.

● Für das Fleisch und die Garnelen: In einer Pfanne das Rapsöl erhitzen, die Knoblauchzehe quer halbieren und in das Öl legen. Zuerst die Steaks, anschließend die Garnelen dazugeben.

● Die Steaks von beiden Seiten ca. 2–3 Min. braten. Die Garnelen ebenfalls regelmäßig wenden. Mit Pfeffer und Salz würzen.

● Die Steaks und die Garnelen dekorativ auf dem Salat anrichten. Die halbe Knoblauchzehe kann ebenfalls mit angerichtet werden.

● Das Baguette dazu servieren.

Nährwerte
490 kcal • 46 g E • 27 g F • 13 g KH • 1 BE • 4 g BS

Ideales leichtes, warmes Abendessen

Zanderfilet auf Kohlrabi-Karotten-Gemüse

Für 2 Personen
⊘ 40 Min.

- 300 g Kohlrabi
- 300 g Karotten
- 1 EL Olivenöl
- 150 ml Gemüsebrühe

- 8 Stiele glatte Petersilie
- 1 EL saure Sahne
- 400 g Zanderfilet
- 1 EL Zitronensaft

- 1 EL Rapsöl
- Pfeffer
- Salz
- 2 Scheiben Zitrone

● Kohlrabi und Karotten waschen und putzen. In ungefähr gleich große Würfel schneiden. Olivenöl in einem Topf erhitzen, die Gemüsewürfel darin andünsten.

● Mit der Gemüsebrühe angießen, umrühren und bei geschlossenem Deckel ca. 8 Min. garen. Von der Kochstelle nehmen.

● Petersilie waschen, trocken tupfen und fein hacken. Die saure Sahne und die Petersilie unterziehen.

● Die Fischfilets kalt abbrausen, trocken tupfen und mit dem Zitronensaft beträufeln. In dem heißen Öl von beiden Seiten ca. 4 Min. braten, mit Pfeffer und Salz würzen.

● Gemüse und Fischfilets auf zwei vorgewärmten Tellern anrichten, je eine Scheibe Zitrone zu jedem Fischfilet geben.

Nährwerte
380 kcal • 42 g E • 15 g F • 16 g KH • 1,4 BE • 7 g BS

Mit frischer oder fertiger (ungewürzter) TK-Gemüsemischung

Seelachs-Gemüseauflauf

Für 2 Personen
⊘ 45 Min. + 1–2 Std. Marinierzeit

- 300 g Seelachsfilet
- 2 EL Zitronensaft
- 2 Msp. Chiliflocken
- 1 cm Ingwer, gerieben
- 1 EL gehackter Dill
- ¼ TL Abrieb einer Zitrone
- 1 TL Olivenöl

- 1 Zwiebel
- 1 EL Rapsöl
- 1 EL Maismehl
- 100 ml Milch
- 125 ml Gemüsebrühe
- 2 Msp. Curry
- Salz

- Pfeffer
- 1 EL geriebener Parmesan
- 30 g Sauerrahm, 10 % Fett
- 1 EL gehackte Kräuter
- je 100 g Brokkoli, Blumenkohl und Karotten (frisch oder TK)

● Seelachsfilet kalt abbrausen, mit Küchenkrepp trocken tupfen, in Stücke schneiden und mit dem Zitronensaft beträufeln. Den Abrieb der Zitrone, Chiliflocken, Ingwer und gehackten Dill zufügen, mit etwas Olivenöl beträufeln und abgedeckt circa ein bis zwei Stunden im Kühlschrank marinieren lassen.

● Zwiebel abziehen, würfeln und in einem Topf im heißen Rapsöl glasig dünsten. Mit Maismehl bestäuben, mit kalter Milch angießen, glatt rühren, mit Gemüsebrühe auffüllen, aufkochen und köcheln lassen.

● Mit Curry, Salz und Pfeffer würzen. Parmesan einrühren, zur Seite nehmen. Den Sauerrahm und die gehackten Kräuter einrühren.

● Brokkoli, Blumenkohl und Möhren waschen, putzen und zerkleinern, anschließend kurz blanchieren, abtropfen lassen und mit dem marinierten Fisch vermengen. Alles in eine feuerfeste Auflaufform geben und die vorbereitete Sauce darübergießen. Im vorgeheizten Backofen bei 160 °C 15–20 Min. garen.

Nährwerte
370 kcal • 42 g E • 12 g F • 12 g KH • 1 BE • 6 g BS

Dekoratives Sonntagsessen

Kabeljau-Schlemmerfilet mit Sellerie-Kartoffel-Püree

Für 2 Personen
⊘ 45 Min.

- 350 g Kabeljaufilet
- 2 EL Zitronensaft
- 2 Tomaten
- 30 g getrocknete Tomaten
- 1 Frühlingszwiebel
- 8 schwarze Oliven
- 2 EL Parmesan
- 1 EL Tomatenmark

- 1 TL gehackte Petersilie
- 1 TL gehacktes Basilikum
- Salz, Pfeffer
- 1 EL Rapsöl
- 1 Zweig Thymian
- 1 Zweig Rosmarin
- 2 TL Dinkel-Semmelbrösel
- 100 g Kartoffeln

- 150 g Sellerie
- 125 ml Milch
- 125 ml Gemüsebrühe
- 1 EL Sauerrahm
- 1 Msp. Muskat
- 6 Kirschtomaten
- 1 EL Olivenöl
- 2 Basilikum-Sträußchen

● Fischfilet kalt abbrausen, trocken tupfen, mit Zitronensaft beträufeln und beiseitestellen.

● Tomaten über Kreuz einschneiden, heiß überbrühen, schälen, achteln, entkernen und würfeln. Getrockneten Tomaten in lauwarmem Wasser einweichen und anschließend klein schneiden. Frühlingszwiebel und Oliven in feine Scheiben schneiden.

● Nun alle Tomatenwürfel, Frühlingszwiebeln, Oliven mit Parmesan, Tomatenmark und gehackten Kräutern gut vermengen, salzen und pfeffern.

● Fischfilet salzen und pfeffern, in heißem Rapsöl auf der Unterseite bei mittlerer Hitze ca. 5 Min. anbraten. Die Oberseite mit den Dinkel-Semmelbröseln bestreuen und die Tomatenmasse darauf verteilen. Die Kräuterzweige dazulegen und im vorgeheizten Backofen bei 140–150 °C 10–12 Min. durchgaren lassen.

● Kartoffeln und Sellerie schälen, in Stücke schneiden und in einem Topf mit Gemüsebrühe und Milch weich kochen; anschließend zerdrücken und verrühren. Sauerrahm einrühren und mit Muskat, Salz und Pfeffer würzen.

● Kirschtomaten in heißem Olivenöl anschwitzen, bis sie leicht aufplatzen, und mit Pfeffer würzen. Sellerie-Kartoffel-Püree auf Tellern anrichten, Tomaten und Fischfilet dazulegen und mit den Basilikum-Sträußchen garnieren.

Nährwerte
455 kcal • 42 g E • 18 g F • 18 g KH • 1,5 BE • 9 g BS

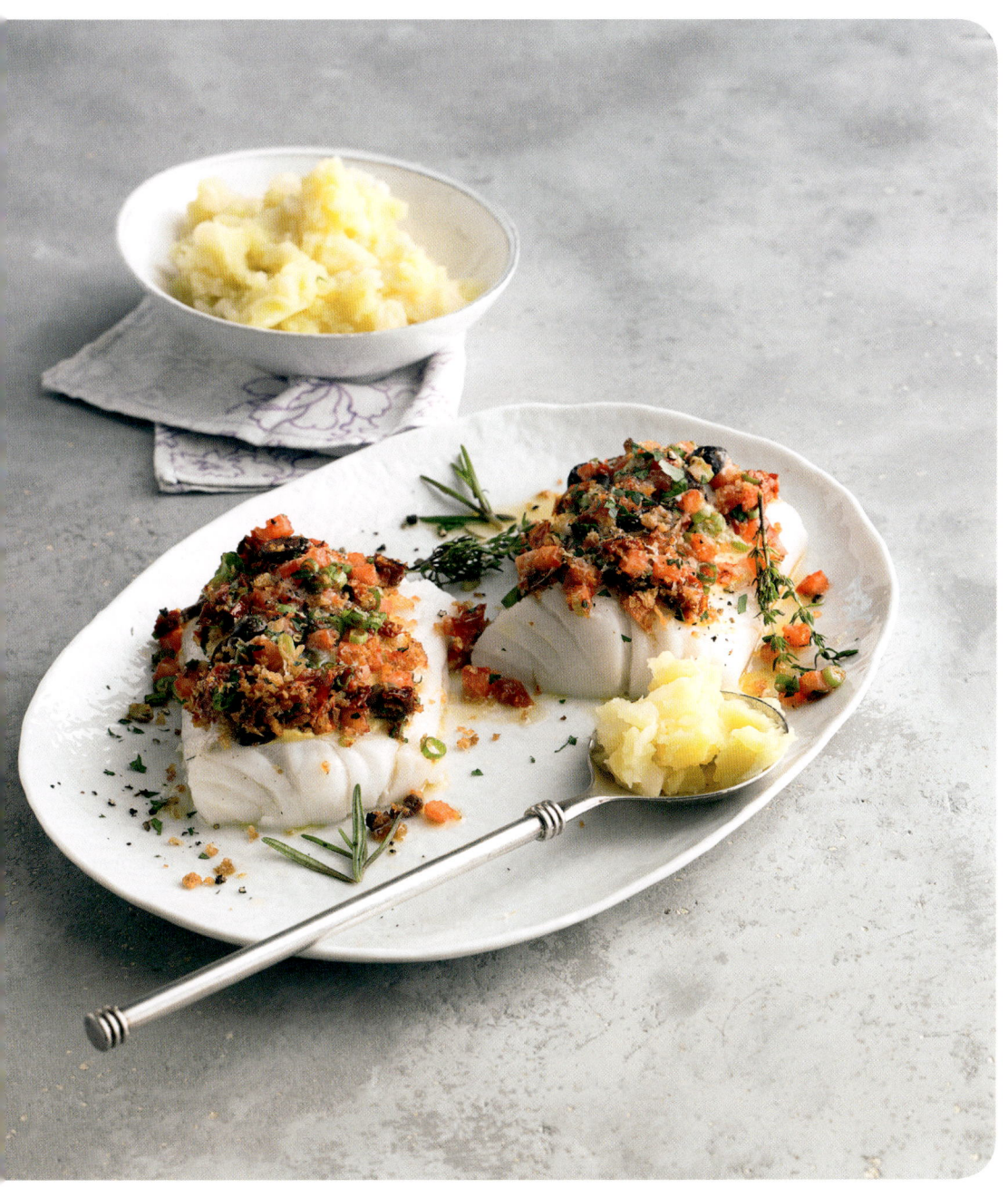

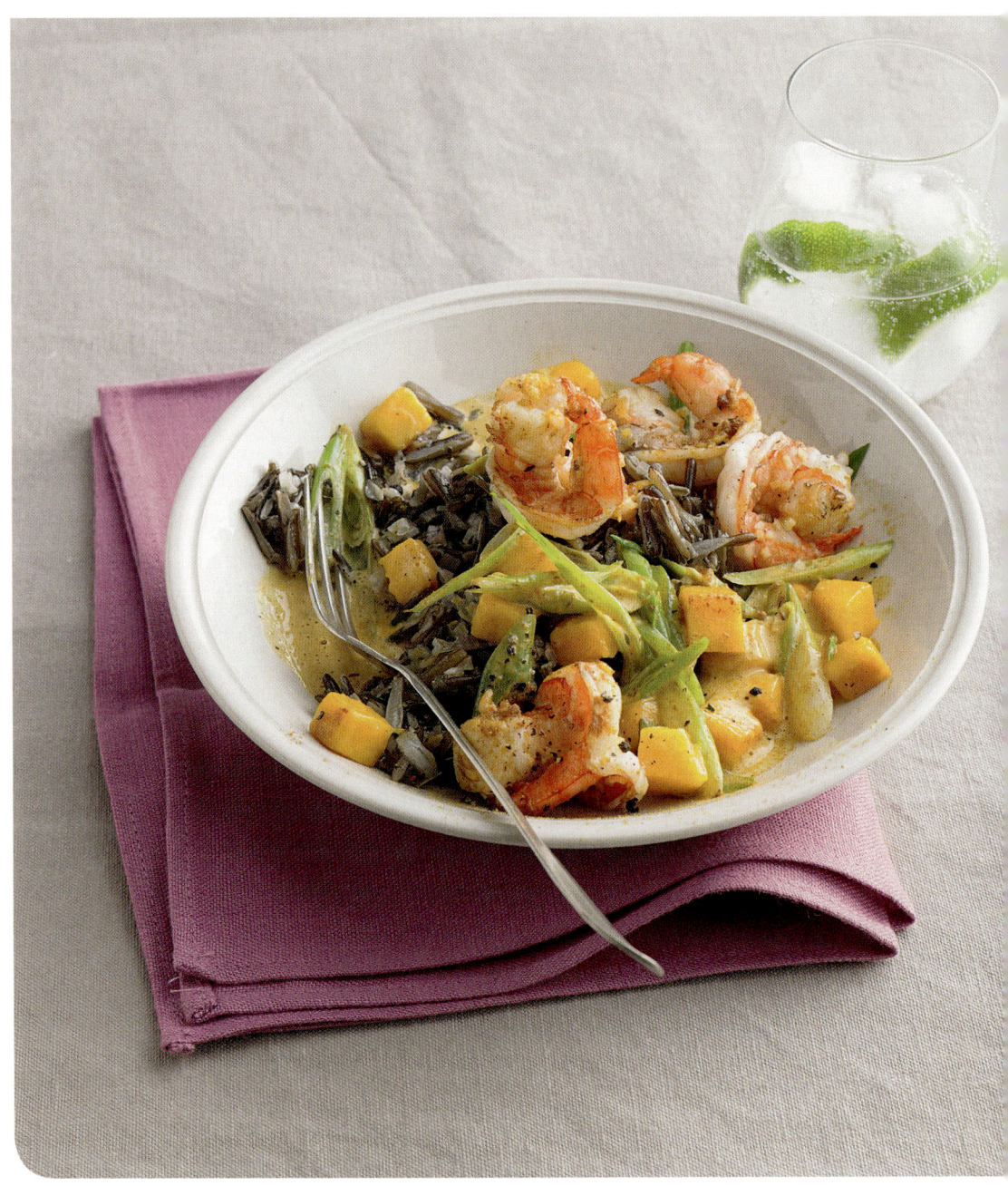

Erlesenes Mittagessen

Garnelen-Mango-Curry mit Wildreis-Risotto

Für 2 Personen
⊘ 45 Min.

Für das Curry
- 100 g frische, reife Mango
- 1 Frühlingszwiebel
- ½ TL gehackter Ingwer
- 1 TL Erdnussöl
- 150 ml Kokosmilch
- 200 g Riesengarnelen (küchenfertig und geschält)

- 1 EL Rapsöl
- 50 ml Gemüsebrühe
- ¼ TL Thai-Currypaste, rot
- Salz
- frisch gemahlener schwarzer Pfeffer

Für das Risotto
- 1 Schalotte
- 1 EL Rapsöl

- 60 g Wildreismischung
- 175 ml Gemüsebrühe
- 2 EL geriebener Parmesan
- Salz
- frisch gemahlener schwarzer Pfeffer

● Für das Risotto: Schalotte putzen, klein schneiden und in heißem Rapsöl glasig dünsten. Reis zugeben, mit anschwitzen, mit Gemüsebrühe angießen. Nach und nach restliche Brühe zugießen und köcheln lassen, bis die Flüssigkeit aufgesogen ist. Parmesan unterziehen und mit Salz und Pfeffer würzen. Fertiges Risotto warm stellen.

● Für das Curry: In der Zwischenzeit Mango schälen, am Kern längs abschneiden und das Fruchtfleisch in kleine Würfel schneiden.

● Frühlingszwiebel waschen, putzen und in feine Röllchen scheiden. Zusammen mit dem Ingwer in heißem Erd-

nussöl andünsten. Mangowürfel zufügen, mit Kokosmilch angießen, Gemüsebrühe hinzufügen kurz garen lassen; mit Thai-Currypaste, Salz und Pfeffer würzen.

● Riesengarnelen der Länge nach einschneiden, sodass sie beim anschließenden kurzen Braten in heißem Rapsöl Schmetterlingsform annehmen. Danach zum Curry geben und auf den Punkt mitgaren lassen. Zusammen mit dem Risotto auf zwei vorgewärmten Tellern anrichten.

Nährwerte
465 kcal • 27 g E • 22 g F • 34 g KH • 2,8 BE • 3 g BS

Würziges Abendessen

Thunfischsalat mit Ei und Paprika

Für 2 Personen
⊘ 15 Min.

2 Eier • 1 Dose Thunfisch (in Wasser) •
1 rote Paprikaschote • 1 Zwiebel • 2 Gewürzgurken • Pfeffer • Salz • 1 Becher Joghurt, 1,5 % Fett (150 g) • 2 EL Sauerrahm • etwas Gurkenwasser • ¼ TL Curry •
2 Scheiben knuspriges Vollkornbaguette
(à 30 g)

● Die Eier hart kochen, abschrecken,
pellen und in Würfel schneiden.

● Den Thunfisch abgießen, in eine
Schüssel geben und mit einer Gabel zerdrücken. Paprikaschote waschen, putzen
und in Würfel schneiden.

● Zwiebel schälen und fein würfeln. Die
Gewürzgurken ebenfalls fein würfeln.

● Alles in die Schüssel zum Thunfisch
geben, Joghurt und Sauerrahm unterheben. Mit Curry, Pfeffer und Salz würzen.
Falls die Konsistenz zu dick ist, etwas
von dem Gurkenwasser unterheben. Mit
dem Vollkornbaguette servieren.

Nährwerte
325 kcal • 30 g E • 10 g F • 21 g KH • 1,8 BE •
6 g BS

Lecker zu jeder Tageszeit

Rührei mit Nordsee- krabben

Für 2 Personen
⊘ 12 Min.

4 Eier • 100 ml Milch • 1 Schuss kohlen-
säurehaltiges Mineralwasser • frisch gemahlener schwarzer Pfeffer • Salz • 1 EL
Rapsöl • 4 Chicorée-Blätter • 2 Salatblätter • 12 Kirschtomaten • 100 g Nordsee-
krabben • 2 kleine Scheiben körniges Vollkornbrot (à 30 g) • 1 EL gehackte Petersilie

● Die Eier mit der Milch und dem Mineralwasser verquirlen, mit Pfeffer und
Salz würzen.

● Das Öl in einer Pfanne erhitzen, das
Rührei dazu geben und bei mittlerer
Hitze stocken lässt. Mit einem Pfannen-
wender von außen nach innen schieben.
Das Rührei warm stellen.

● Die Salatblätter kalt abbrausen, trocken tupfen und auf zwei Teller verteilen. Die Tomaten waschen, halbieren
und auf den Salatblättern verteilen.

● Das Vollkornbrot auf die Teller legen
und das Rührei daraufgeben. Die Krabben auf dem Rührei verteilen, die gehackte Petersilie darüberstreuen.

Nährwerte
410 kcal • 29 g E • 24 g F • 17 g KH • 1,4 BE •
4 g BS

Service

Zitierte Literaturquellen

Bray G, Gregg E, Haffner S et al. Baseline characteristics of the randomised cohort from the Look AHEAD (Action for Health in Diabetes) study. Diab Vasc Dis Res 2006; 3: 202–215

Dhindsa P, Scott AR, Donnelly R. Metabolic and cardiovascular effects of very-low-calorie diet therapy in obese patients with Type 2 diabetes in secondary failure: outcomes after 1 year. Diabet Med 2003; 20: 319–324

Estruch R, Ros E, Salas-Salvado J et al. Primary Prevention of Cardiovascular Disease with a Mediterranean Diet. N Engl J Med 2013; 368 (14): 1279–90

Henry RR, Wiest-Kent TA, Scheaffer L et al. Metabolic consequences of very-low-calorie diet therapy in obese non-insulin-dependent diabetic and nondiabetic subjects. Diabetes 1986; 35: 155–164

Hussain TA, Mathew TC, Dashti AA et al. Effect of low-calorie versus low-carbohydrate ketogenic diet in type 2 diabetes. Nutrition 2012; 28: 1016–1021

Jazet IM, Craen AJ de, Schie EM van et al. Sustained beneficial metabolic effects 18 months after a 30-day very low calorie diet in severely obese, insulin-treated patients with type 2 diabetes. Diabetes Res Clin Pract 2007; 77: 70–76

Kempf K, Niedermeier K, Gärtner B et al. Elevated fasting insulin levels at baseline predict a poorer HbA$_{1c}$ outcome long-term after protein-rich meal replacement in poorly controlled type 2 diabetes patients – a randomized controlled trial. Diabetes 2015; 64 (Suppl. 1): 873-P

Kempf K, Altpeter B, Berger J et al. Das telemedizinische Lebensstilinterventionsprogramm TeLiPro bei fortgeschrittenem Typ 2 Diabetes mellitus – eine randomisiert-kontrollierte Studie. Diabetologie & Stoffwechsel (im Druck) 2016

Kempf K, Dirk M, Kolb H et al. Medizinisch-mentales Motivationstraining Da Vinci zur Unterstützung einer Lebensstilumstellung bei Typ-2-Diabetes.Dtsch Med Wochenschr 2012; 137: 362–367

Kempf K, Kruse J, Martin S. ROSSO-in-praxi: a self-monitoring of blood glucose-structured 12-week lifestyle intervention significantly improves glucometabolic control of patients with type 2 diabetes mellitus. Diabetes Technol Ther 2010 12: 547–553

Kempf K, Kruse J, Martin S (2012) ROSSO-in-praxi follow-up: long-term effects of self-monitoring of blood glucose on weight, hemoglobin A1c, and quality of life in patients with type 2 diabetes mellitus. Diabetes Technol Ther 14: 59–64

Kempf K, Martin S. Autonomous exercise game use improves metabolic control and quality of life in type 2 diabetes patients – a randomized controlled trial. BMC Endocrine Disorders 2013, 13:57

Kempf K, Martin S. Kaffee und Diabetes. Medizinische Klinik 2010; 105 (12): 1–6

Kempf K, Schloot NC, Gärtner B et al. Protein-rich meal replacement significantly reduces insulin demand, HbA$_{1c}$ and weight long-term in type 2 diabetes mellitus patients with >100 U insulin/day. J Hum Nutr Diet 2013; 27 (Suppl. 2): 21–27

Kempf K, Tankova T, Martin S. ROSSO-in-praxi-international: Long-term effects of SMBG on glucometabolic control in patients with type 2 diabetes mellitus not treated with insulin. Diabetes Technol Ther 2013; 15: 89–96

Lim EL, Hollingsworth KG, Aribisala BS et al. Reversal of type 2 diabetes: normalisation of beta cell function in association with decreased pancreas and liver triacylglycerol. Diabetologia 2011; 54: 2506–2514

Malandrucco I, Pasqualetti P, Giordani I et al. Very-low-calorie diet: a quick therapeutic tool to improve β cell function in morbidly obese patients with type 2 diabetes. Am J Clin Nutr 2012; 95:609–613

Martin S, Dirk M, Kolb H et al. Kognitive Verhaltenstherapie bei Typ 2 Diabetes: Ergebnisse einer Pilotstudie mit einem strukturierten Programm. Diabetologie und Stoffwechsel 2009; 4: 370–373

Martin S, Kempf K. Einsatz von Formuladiäten als Basistherapie bei Typ-2-Diabetes. DMW 2014; 139: 1106–1108

Martin S, Kempf K. Bedeutung von Formuladiäten bei Typ-2-Diabetes. Ernährung und Medizin 2014; 29: 16–20

Martin S, Kempf K. Formuladiäten bei der Behandlung des Typ-2-Diabetes. Diabetologe 2014; 10:122–129

Martin S, Schneider B, Heinemann L et al. (2006) Self-monitoring of blood glucose in type 2 diabetes and long-term outcome: an epidemiological cohort study. Diabetologia 49: 271–278

Martin S, Stichert M, Fischer G et al. Telemedical coaching for weight loss – a randomized controlled trial. Diabetes 2013; 62 (Suppl. 1): A2 (7–0R)

Pories WJ, Dohm GL. Diabetes: have we got it all wrong? Hyperinsulinism as the culprit: surgery provides the evidence. Diabetes Care. 2012 35 (12): 2438–42

Rotella CM, Cresci B, Mannucci E et al. Short cycles of very low calorie diet in the therapy of obese type II diabetes mellitus. J Endocrinol Invest 1994; 17: 171–179

Salas-Salvado J, Bullo M, Estruch R et al. Does the Mediterranean Diet Prevent Diabetes? Ann Intern Med 2014; 160 (1): 1–10

Wadden TA, West DS, Delahanty L et al. The Look AHEAD study: a description of the lifestyle intervention and the evidence supporting it. Obesity (Silver Spring) 2006; 14: 737–752

Wing RR, Marcus MD, Salata R et al. Effects of a very-low-calorie diet on long-term glycemic control in obese type 2 diabetic subjects. Arch Intern Med 1991; 151: 1334–1340

Bei Bedarf Austauschtabellen nutzen

Wollen Sie den genauen Kohlenhydratgehalt einzelner Lebensmittel erfahren, ist eine Möglichkeit, sogenannte Austauschtabellen zu nutzen. Diese wurden für Typ-1-Diabetiker erstellt, die den genauen Gehalt kennen müssen, um zu berechnen, wie viel Insulin sie bei bestimmten Mahlzeiten spritzen müssen. Doch solche Tabellen sind generell hilfreich für alle Menschen, die auf eine Low-Carb-Ernährung umstellen wollen. Die Menge an Kohlenhydraten, die zu einer bestimmten Insulinproduktion führt, wird als Broteinheit (BE) oder Kohlenhydrat-portion (KH-Portion) angegeben. So hat 1 Brötchen 2 BE bzw. KH-Portionen, 1 Glas Milch hat 1 BE bzw. KH-Portion. Gemüse, Käse oder Fleisch sind nicht in solchen Austauschlisten enthalten, denn diese enthalten keine Kohlenhydrate, die eine Insulinproduktion auslösen.

Im Buchhandel können Sie sehr ausführliche Listen kaufen oder – wenn Sie ein Smartphone haben – laden Sie sich eine entsprechende App herunter. Der Low-Carb Diät Rechner & Kohlenhydrate Assistent PRO von Jommi Online ist da eine gute Wahl.

Weitere Informationen

DITG – Deutsches Institut für Telemedizin und Gesundheitsförderung
Kölner Landstr. 11, 40591 Düsseldorf
Tel.: 0211/909 81 70
info@ditg.de
www.ditg.de

justMe GmbH
Huntestr. 5, 26135 Oldenburg
Tel.: 0441/94 98 83 80
info@justme-coach.de
www.justme-coach.de

WDGZ und VKKD

Das Westdeutsche Diabetes- und Gesundheitszentrum (WDGZ) gehört zum Verbund Katholischer Kliniken Düsseldorf (VKKD), einem Zusammenschluss von verschiedenen Krankenhäusern mit insgesamt 33 Fachkliniken, die sich auf besondere Behandlungsschwerpunkte spezialisiert haben. Neben dem Gefäßzentrum am Augusta Krankenhaus gibt es das onkologische Zentrum am Marien Hospital Düsseldorf und das muskuloskeletale Zentrum am St. Vinzenz Krankenhaus.

Das WDGZ betreut in den Fachabteilungen des VKKD alle stationären Patienten mit der Nebendiagnose Diabetes mellitus mit einem neu entwickelten zentralen Diabetes-Versorgungssystem. Dazu steht ein Team aus Diabetologen, Diabetesberaterinnen und spezialisierten Krankenschwestern und -pflegern (sogenannten Diabetesmanagern) zur Verfügung, die sich während des gesamten Aufenthaltes um die Patienten mit Diabetes mellitus kümmern. Zentraler Bestandteil bei dieser Betreuung ist eine elektronische Fallakte, die es den Diabetologen erlaubt, die Untersuchungen und Blutzuckerwerte aus allen Kliniken kontinuierlich zu überwachen und die Diabetestherapien anzupassen.

Zusätzlich betreut das WDGZ auch ambulant Patienten mit Diabetes mellitus. Dabei werden umfangreiche medizinische Check-up-Untersuchungen angeboten, um Folgeerkrankungen des Diabetes frühzeitig zu erkennen. Neben umfangreichen Blut- und Ultraschalluntersuchungen (Bauchorgane, Herz, Halsgefäße oder Schilddrüse) umfasst der medizinische Check-up auch ein Belastungs-EKG, Langzeitmessungen von Blutdruck und EKG, sowie neurologische und Gefäß- Untersuchungen an den Beinen. Dieses Vorsorgeprogramm wird auch von Firmen im Rahmen von Manager-Checks genutzt, da die gesamten Untersuchungen innerhalb von zwei Stunden durchgeführt werden.

Neben der ambulanten und stationären Patientenbetreuung hat das WDGZ ein Studienzentrum, in dem neue Verfahren zur Optimierung des Lebensstils bei Typ-2-Diabetes oder Adipositas durchgeführt werden. In diesem Buch werden eine Reihe dieser wissenschaftlichen Studien im Detail vorgestellt, die die Grundlage für das neue Diabetes-Programm darstellen.

WDGZ
Hohensandweg 37, 40591 Düsseldorf
Tel.: 0211/566 03 60 70
E-Mail: stephan.martin@vkkd-kliniken.de
www.vkkd-kliniken.de/zentreninstitute/
gesundheits_und_therapie_centrum/
westdeutsches_diabetes_und_gesund
heitszentrum_wdgz/

Stichwortverzeichnis

Rezeptregister

Liebe Leserin, lieber Leser,

hat Ihnen dieses Buch weitergeholfen? Für Anregungen, Kritik, aber auch für Lob sind wir offen. So können wir in Zukunft noch besser auf Ihre Wünsche eingehen. Schreiben Sie uns, denn Ihre Meinung zählt!

Ihr TRIAS Verlag

E-Mail-Leserservice
kundenservice@trias-verlag.de

Lektorat TRIAS Verlag
Postfach 30 05 04
70445 Stuttgart
Fax: 0711 89 31-748

Bibliografische Information der Deutschen Nationalbibliothek
Die Deutsche Nationalbibliothek verzeichnet diese Publikation in der Deutschen Nationalbibliografie; detaillierte bibliografische Daten sind im Internet über http://dnb.d-nb.de abrufbar.

Programmplanung: Uta Spieldiener
Texterstellung und Redaktion:
Anne Bleick, Stuttgart
Bildredaktion: Christoph Frick

Umschlaggestaltung und Layout:
CYCLUS Visuelle Kommunikation, Stuttgart

Bildnachweis:
Umschlagfoto: Dominique Loenicker, Stuttgart
Fotos im Innenteil: Westermann + Buroh Studios, Hamburg
Zeichnungen: Anja Jahn, Stuttgart
Die abgebildeten Personen haben in keiner Weise etwas mit der Krankheit zu tun.

1. Auflage

© 2016 TRIAS Verlag in
Georg Thieme Verlag KG,
Rüdigerstraße 14, 70469 Stuttgart

Printed in Germany

Satz und Repro: Fotosatz Buck, Kumhausen
Gesetzt in Adobe InDesign CS6
Druck: AZ Druck und Datentechnik GmbH, Kempten
Gedruckt auf chlorfrei gebleichtem Papier

ISBN 978-3-432-10323-5

Auch erhältlich als E-Book:
eISBN (PDF)   978-3-432-10324-2
eISBN (ePub) 978-3-432-10325-9

1 2 3 4 5 6

Wichtiger Hinweis: Wie jede Wissenschaft ist die Medizin ständigen Entwicklungen unterworfen. Forschung und klinische Erfahrung erweitern unsere Erkenntnisse. Ganz besonders gilt das für die Behandlung und die medikamentöse Therapie. Bei allen in diesem Werk erwähnten Dosierungen oder Applikationen, bei Rezepten und Übungsanleitungen, bei Empfehlungen und Tipps dürfen Sie darauf vertrauen: Autoren, Herausgeber und Verlag haben große Sorgfalt darauf verwandt, dass diese Angaben dem Wissensstand bei Fertigstellung des Werkes entsprechen. Rezepte werden gekocht und ausprobiert. Übungen und Übungsreihen haben sich in der Praxis erfolgreich bewährt.

Eine Garantie kann jedoch nicht übernommen werden. Eine Haftung des Autors, des Verlags oder seiner Beauftragten für Personen-, Sach- oder Vermögensschäden ist ausgeschlossen.

Besuchen Sie uns auf facebook!
**www.facebook.com/
trias.tut.mir.gut**

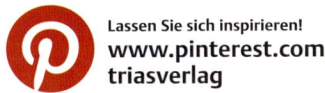

Lassen Sie sich inspirieren!
**www.pinterest.com/
triasverlag**

Essen gegen Diabetes

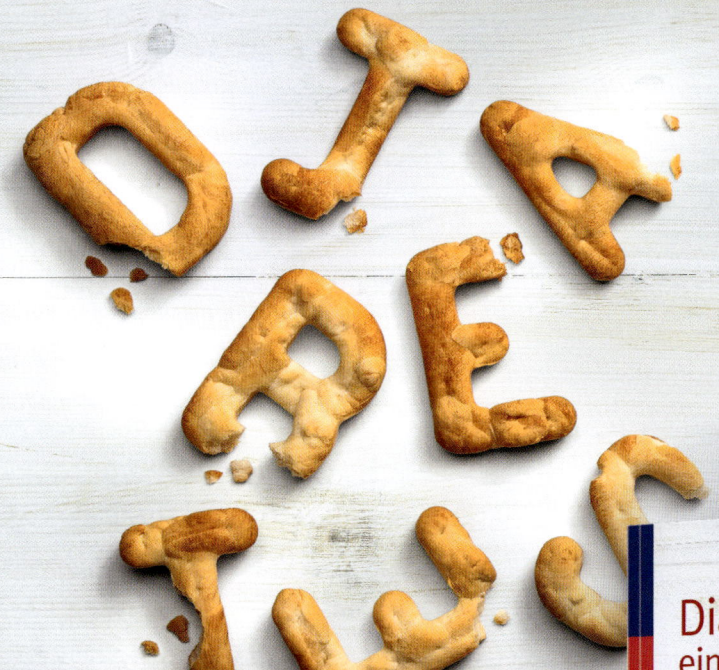

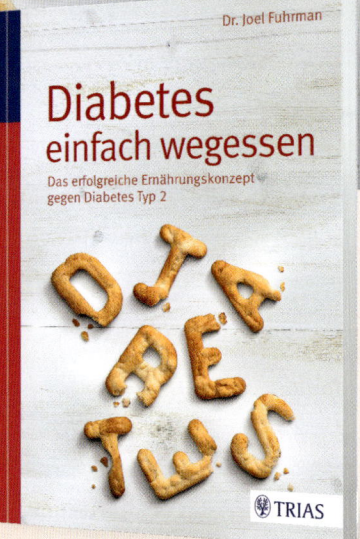

‣ **REZEPTE STATT MEDIKAMENTE**

Radikale Ernährungsumstellung statt weichgespülter
Tipps: Dieses wissenschaftlich geprüfte Konzept
hat bereits vielen Typ-2-Diabetikern geholfen, wieder
gesund zu werden.

Joel Fuhrman
Diabetes einfach wegessen
€ 19,99 [D] / € 20,60 [A]
ISBN 978-3-8304-6971-1

Titel auch als E-Book

Bequem bestellen über
www.trias-verlag.de
versandkostenfrei
innerhalb Deutschlands

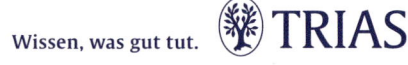

Wissen, was gut tut.

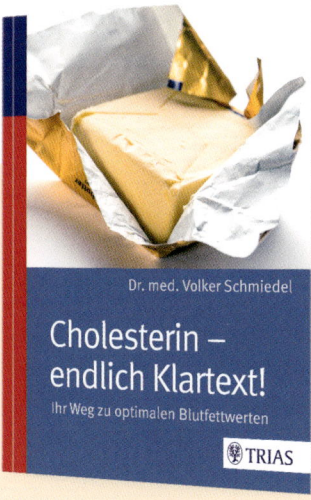
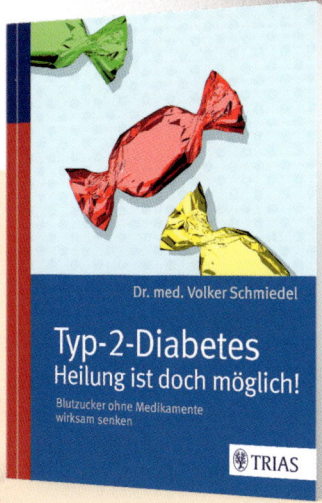
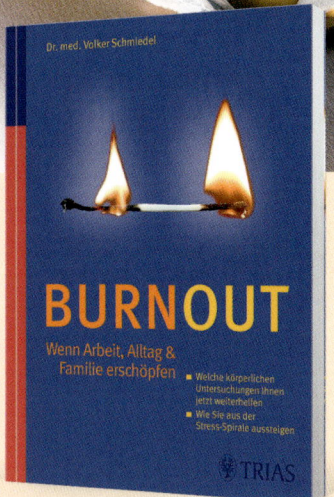
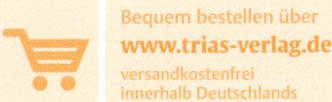
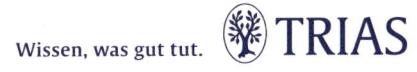